何立人医论医案选

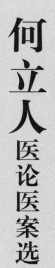

主　编·钱义明　何　欣

副主编·沈梦雯　张　焱

主　审·何立人

上海科学技术出版社

U0312903

图书在版编目（CIP）数据

何立人医论医案选／钱义明，何欣主编. —上海：
上海科学技术出版社，2018.1
ISBN 978－7－5478－3815－0

Ⅰ.①何… Ⅱ.①钱… ②何… Ⅲ.①医论—汇编—
中国—现代 ②医案—汇编—中国—现代 Ⅳ.①R249.7

中国版本图书馆 CIP 数据核字（2017）第 281977 号

何立人医论医案选

主编　钱义明　何　欣

上海世纪出版（集团）有限公司
上海 科 学 技 术 出 版 社　出版、发行
（上海钦州南路 71 号　邮政编码 200235　www.sstp.cn）
常熟市华顺印刷有限公司印刷
开本 787×1092　1/16　印张 11
字数 170 千字
2018 年 1 月第 1 版　2018 年 1 月第 1 次印刷
ISBN 978－7－5478－3815－0/R·1509
定价：35.00 元

本书如有缺页、错装或坏损等严重质量问题，请向工厂联系调换

内容提要

　　本书系何立人全国名中医药专家传承工作室整理，由上下两篇组成。上篇选取何立人教授中医临床经验相关精彩医论医话，呈现其主要学术思想、中医临床观点、临床带教授课内容；下篇选取何立人教授临床验案 75 篇，病种覆盖内、外、妇、杂病，每个病例均有主诉、病史、辨治、处方、随访复诊、按语等方面，从临床表现、病因病机、辨证论治等角度详尽地阐述何立人教授对临床常见病、疑难病的理解和诊疗特色，部分篇章附何氏亲述点评，资料珍贵程度高。

　　本书旨在更好地传承上海市名中医何立人教授学术思想和临床经验，为中医临床提供经典理论与临床相结合的依据，从而为医学同道、中医临床工作者、中医继承者提供依据。

编委会名单

主编

钱义明　何　欣

副主编

沈梦雯　张　焱

编委（按姓氏笔画排序）

朱　亮　　刘　萍　　张　炜　　金　涛　　赵　雷
姜明全　　夏一春　　钱风华　　徐立思　　徐金美
　　　　翁诗婷　　郭　健　　崔　松

编写者（按姓氏笔画排序）

丁纯蕾　　朱　亮　　刘　萍　　何　欣　　沈梦雯
张　炜　　张　焱　　陈修文　　金　涛　　赵　雷
胡冠宇　　姜明全　　夏一春　　钱义明　　钱风华
徐立思　　徐金美　　翁诗婷　　郭　健　　崔　松

主审

何立人

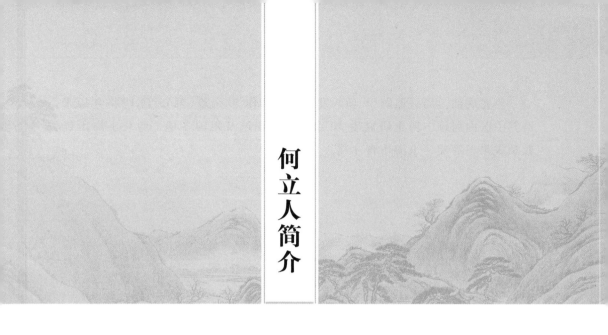

何立人简介

　　何立人，上海市名中医，上海中医药大学教授、博士生导师、主任医师，任第四、第五、第六批全国名老中医药专家学术经验继承工作项目、全国优秀中医临床人才研修项目、全国名中医药专家传承工作室、上海中医药领军人才、海上名医经验传承高级研修班项目、上海近代中医流派临床传承中心指导老师。历任中华中医药学会上海分会心病专业委员会主任委员；上海市中医药学会理事；上海中医药大学专家委员会委员，教学专业组组长；中华中医药学会络病分会副主任委员；中华中医药学会上海分会内科专业常委；上海市中西医结合心律失常协作中心副主任；全国高等医药教育学会教学管理分会副主任委员；全国高等中医药教育学会教学管理研究会理事长；国家中医药管理局"十二五"重点专科急诊医学科学术顾问。

　　1965 年毕业于上海中医学院中医学六年制本科专业，业医 50 余年，曾先后师承江南名医张伯臾、朱锡祺；细研《黄帝内经》《难经》等经旨，精究临证，对中医临床病证，尤其是心系疾病的辨治有其独到的辨证思维及特色治疗。继承孟河学派"轻、清、效、廉"的特色，主张"以和为贵，以平为期"，以"精充、气顺、神安，天人得应"为上，提出"治心不唯心，治病先治心"的观点。从"血浊""血泣"认识心系疾病的发生发展，提出"土湿侮木""湿浊内结"在高血压发生发展中的作用，对于情绪诱因的高血压主张"佐金平木"之法；从"脉痹"认识冠心病的病因病机并指导临床治疗；对于心律失常，提出阳和汤为基础辨证加减，温补营血，通经复脉；对慢性心力衰竭提出温振运理，临床皆得良效。

　　曾完成部、局级课题 9 项，发表论文著作 30 余篇（部）。自 1978 年以来，培养中医内科硕、博士研究生 30 余名，任职遍及祖国多地，曾获上海市优秀教学成果二等奖、上海市育才奖。

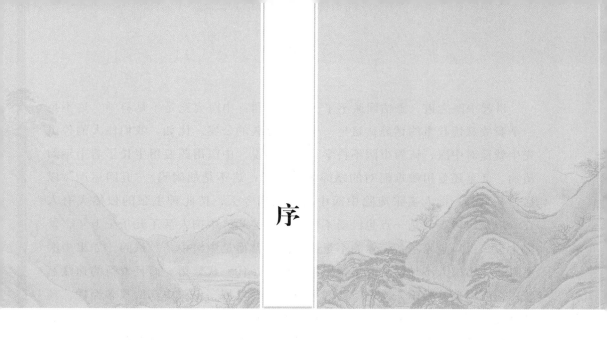

序

　　《黄帝内经》是一部中医学的经典，尽管对它的作者、成书年代等问题历来聚讼纷纭，但这并不能撼动它经典的地位。黄帝在与岐伯关于健康、养身、诊疾等问题的对话时，开宗明义讨论的是医之道——也就是哲学问题：宇宙形成之哲学、宇宙运行之哲学和人与宇宙、人与自然、人与社会、人与环境等问题的哲学。然后，由"道"及"术"：健康之途径、养身之方法、疾病之诊疗。《左传·昭公元年》："晋侯有疾，郑伯使公孙侨如晋聘，且问疾。"公孙侨就是大名鼎鼎的子产。他不是医生，但是他能看病。他是用哲学看病。晋侯对他说，自己的病是鬼神作祟。子产告诉他，他的病与鬼神无关。子产说："君子有四时：朝以听政，昼以访问，夕以修令，夜以安身。"晋侯的病是不顺四时所致。晋侯认为子产讲得有道理，但还是不能治好他的病，于是又向秦国求助，秦国有一位赫赫有名的神医名和。秦国派和来为晋侯看病。谁知，神医的结论比子产更"不靠谱"，他说：晋侯的病根本治不好，他的病"非鬼非食，惑以丧志"。惑什么呢？"是为近女，室疾如蛊"——惑于女色，房事之惑就像蛊一样可怕。问：那么女色不可近吗？和答曰："节之。先王之乐，所以节百事也，故有五节。"于是对晋侯的大管家从音乐的平和谈起，再及天之六气，分为四时，从而得出结论说："今君不节、不时，能无及此乎？"你家主人的生活完全违逆了自然与生命的规律，能不生病吗？

　　或曰：你是为何医生的医书写序，讲了这么多历史故事，是不是离题太远了？

　　对曰：何医生是大医，大医行道，小医行术。论何医生必从道起。

讲起中医之道，恐怕回避不了一个大问题：中医究竟是不是科学？这不是一个我故意挑起来的话题，这是一个由来已久的公案。比如，我们伟大的鲁迅先生就反对中医，认为中医不科学。他举例说，中医用药要用生长了若干年的植物，甚至还要用雌雄配对的蟋蟀做药引子，这不是胡闹吗？"五四运动"以后，甚至有一批人主张废除中医中药。直到今天，持此种主张的依然大有人在。但是这种观点是一点也经受不住实践检验的。中国人活了几千上万年，繁衍生息，人口越来越多，靠的不是西医西药，而是中医中药。试问，如果中医不科学，中国人不早就死光了，哪里还可能一代一代繁衍，而且繁衍的速度远较用西医西药的外国人为快？随着科技的不断发展，中医中药的很多原理、药理被慢慢证实，青蒿素就是一个最有力的证明。

但是我们也不能不承认，中医中药确实"并不科学"，因为有很多中医中药的问题是无法用科学所证明和解释的，比如针灸与经络。但问题是，科学也无法证伪。你无法证明，也无法证伪，那只能说明你的认识是不全面的，你的理论、方法不能涵盖你所想要研究和证明的问题。所以，我的结论是，中医是一种远远超越了科学的"科学"。请注意我在后一个科学上打了引号，我的意思是，科学并不是万能的，我们对科学也不能迷信。科学并不能解决所有问题，比如，科学不能解决人文的问题，同样科学也不能完全解决中医的问题。中医，它属于我们目前尚无法认知的另一种"科学"。也许，这另一种科学就是中国人对宇宙、对自然的看法和理解，它是一种哲学，它是一种"道"。强调中国人的哲学、中国人所谓的道，是因为中国人对宇宙、自然，乃至对人文、社会的看法与西方人不一样。这个不一样，导致了两条完全不同的价值取向与解决问题的不同路径，也就导致了西医与中医的不同。明乎此，也就明白了我在文章开头时所讲故事的内涵与缘由，也就明白了，岐伯、子产与医和之所以为岐伯、子产与和，他们为什么不是柏拉图和哥白尼。

现在应该回到正题上来了，要谈谈何医生。

我认识何医生很早。我是"文革"以后中国第一批研究生，学的是"古籍整理与研究"。记得在读研究生二年级的时候，我被同学拉去救场：为上海医学会中医研习班讲古汉语。学生很多，都是活跃在医疗第一线的中青年骨干医生。第一次给中医们讲古汉语，有点压力，也很高兴有机会交一批医生朋友。记得当时有一百多名学生，但最后，我只认识了何立人。何医生学习之认真自不必说，让我对他刮目相看的是，他经常和我讨论课本以外的问题，主要是儒学的问题、古代文化的问题、古代典籍的问题。比如，我对他说，我们研究古书的人，经常在古人的文集、笔记小说中看到医案和验方、草方。这立刻引起了他的兴趣，表示"愿闻其详"。又比如，我有一段时间在研究中国的一本古卜筮之书，这本书历来被视作封建迷信的荒诞不经之书。但是，何医生有兴趣，他说能不能弄一本来读一读。后来我专门为他复印了一本。我的研究告诉我，这本书并不荒诞，它论述和演绎的是中国古代的神秘文化，但是神秘并不代表不经和荒谬，其实它的信息非常丰富，就看你如何解读和破解了。我不知道何医生研读后的结论如何，我觉得就凭他愿意下功夫读这样的书，就可看到他的独到之处。我研究中国传统文化多年，我的研究告诉我，对传统不能以简单和粗暴的方式妄下结论，更不能以固有的思维定式去理解传统。南宋大儒朱子曾经给一位夏姓名医写过一篇序，全文如下："予尝病世之为论者皆以为天下之事宜于今者，不必根于古，谐于俗者不必本于经，及观夏君之医，而又有以知其决不然也。盖夏君之医，处方用药，奇怪绝出，有若不近人情者，而其卒多验。及问其所以然者，则未尝无所自也。予于是窃有感焉，因书遗之，以信其术于当世，又以风吾党之不师古而自用云。"他告诉我们，不要总以为自己比古人高明。对古人、对传统要有起码的敬畏之心和谦卑的态度，这样，你才能从古人那里学到本事、领悟真谛。屠呦呦之于青蒿素如此，何立人之于医道之神何尝不是如此？

　　说何医生医道之神我是有切身体会的。我的体质一向羸弱，读研究生时体力透支和家庭变故的打击更使我落下一个每到季节交替时必发热的毛病。何医生说可以帮我调理好。我于是认认真真地吃了将近一年他开的药。不仅这个病彻底根除了，而且整个身体功能得到极大改善，很少生病，精力充沛。后来我调任出版社社长，工作压力大，工作节奏飞快，我不仅能从容应对，还能继续我的教学和科研，拳打脚踢，而无疲态。这不能不感谢何医生之所赐。当然，他毕竟是大医，我每次去看他，他对我讲得最多的是如岐伯、子产与医和之类的话，他告诫我，年龄大了，要避免疲劳，该放下的应该放下，任何好东西都不能取之过度，再好的药，吃一段要停一停，再喜欢的食物也不能多吃。我想他是对的，所谓忠言逆耳利于行。忠言是最好的药。

　　我介绍过很多人去他那里看病，都说何医生的药灵。有的朋友多年的顽疾经他诊治，大多得愈。最使我惊异的是最近的一个例子：我的一个博士生患过敏症，且多年不孕。我让她去看看何医生。一个月后，她的过敏症好了，更令她兴奋的是，她竟然怀孕了。我的学生很感激何医生，大龄得子，能不高兴吗？可是我想到的却不是她的病与他的儿子（她的儿子已经一岁多了，还专门抱过来让我看），我想到的是何医生究竟是如何治她的病的，是先治她的过敏，再治她的不孕，还是过敏与不孕同时治？从她只不过吃了一个月的药来看，恐怕不会是先治一病再治一病。难道是同时治？抑或是治好了过敏也就治好了不孕？我不是医者，我不敢下结论，但有一点是可以肯定的，用西医的办法吃激素治过敏（她吃了一年多激素）不要说治不好（事实上没治好），就是治好了，她也不可能怀孕。但，何医生能。当然，何医生的能，是因为中医能。这就是中医的神奇之处，事实在那里，你不服不行。我想，何医生的这个病例是非常好的中医理论所谓整体施治与辨证施治的范例。何医生说："临床上，我尤其推崇《素问》'法于阴阳，和于术数'之理。"法于阴阳是道，和于术数是术，何医生之神，应该就是神在这里。

作为朋友，我多次建议他把自己的医道好好总结一下，写出来留给后人。我很高兴看到了他的学生钱义明、何欣等整理的《何立人医论医案选》。我不学医，这书对我来说有点"深"。但我还是饶有兴趣地读了一遍，竟然爱不释手。我想中国的医道，其实就是天道、人道、治道，是一脉贯通的。从何医生的医案中，我们照样可以读出中国的哲学和中国人的智慧。遗憾的是，我在书中没有看到治我的学生过敏与不孕的案例，我想，以后再出新书，应该把这一页补上吧？

华东师范大学古籍研究所终身教授

中国历史文献研究会会长

上海市儒学研究会会长

朱杰人

丁酉之夏于富春江边

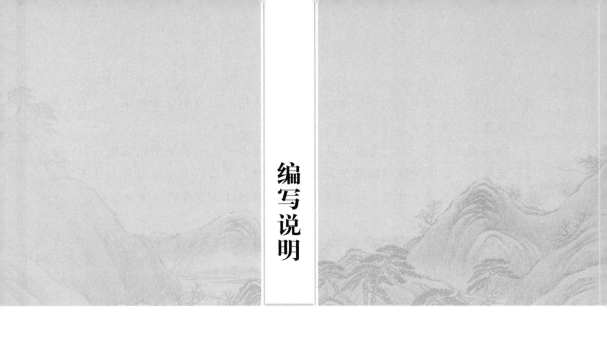

编写说明

　　中医学为中华民族的繁衍生息做出了卓越贡献，其文化底蕴更是博大精深、源远流长。由古至今，无论政治环境如何变换，代有学识渊博的医者秉持高尚医德悬壶济世，并通过文字记录、师带徒等形式，将宝贵经验传承至今，这无疑是中华民族几千年来留给后人的瑰宝。时至今日，中医学仍在保障人民身心健康的工程中发挥着巨大作用。虽然时代变迁，但中医人的使命亘古不变，当代名中医致力于将中医基本理论、前人经验与临床实际相结合，通过解决临床实际问题，进一步推动中医学的传承和发展。可以说，当代名中医代表着当前中医学术和临床发展的最高水平，是当代中医学术发展的杰出代表，他们的学术思想和临证经验是中医药学术特点、理论特质的集中体现，由此，开展名老中医学术思想与经验传承研究意义深远。

　　何立人教授是上海市名中医、全国名老中医药专家学术经验继承工作项目指导老师。自 2006 年成立何立人全国名中医药专家传承工作室起，工作室始终以何立人教授中医内科、急危重症及临床疑难杂症诊疗经验为主要传承内容，同时在人学、科研、教学等多个方面开展学习探讨和继承工作。传承工作模式主要以门诊跟师抄方、医案资料收集整理、业务学习、小组讨论、教学查房、验案数据挖掘等形式开展，使学术继承人受益匪浅，并为现代临床输送了大量中医诊疗新思路和中医学临床人才。

　　为了让更多有志于中医临床的医生亲身感受名中医临床风采，聆听专家观点，汲取诊疗经验，我们整理编撰了《何立人医论医案选》。本书是在工作室多年的资料整理基础上，选取最具代表性的医论、医案进行编著，编写者均为对何立人教授的学术思想和临床经验有较深体悟和研究的学术继承人，书中部分篇章源自何师授课及作业批阅实录，资料珍贵程度高。

　　本书观点鲜明、内容丰富，其普遍理论涵盖中医基础至中医临床各科；上篇医论医话，既陈述医学问题又涵盖哲学思想；下篇希望通过对代表性医案的解析，为中医临床工作者、中医院校医学生拓展临床诊疗的辨证新思路。

《何立人医论医案选》编委会

丁酉鸡年丁未月

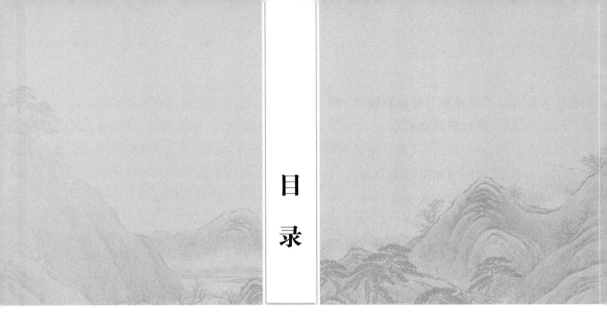

目录

上 篇

中 医 杂 论

一、 王道霸道悉遵阴阳之道，柔剂刚剂谨守病机之剂

——随恩师张伯臾先生侍诊感悟

中医特别之处在于个人习惯不同、想法不同，用药会有很大的区别，然而，这也恰恰是中医最有魅力的地方，有时甚至与医者的性格、经历也有关系。也由此，跟师学习成为中医学习中一个不可或缺的过程，中医的传承固然是要学习老师的经验和用药，然而如果只是一味药物的用法、一个病的治法，似乎就变得狭隘了，其用药治病深层的医理感悟、传承、发展、与时俱进，才使得中医成为一门发展着的具有生命力的科学，同时因为学生与老师之间的交流和回忆为这门学科增加了人情味的部分。忆曾经跟随张伯臾学习的经历，谆谆潺潺丝丝点点常忆，兢兢业业孜孜津津习晓，炳炳烺烺明明赫赫为期，本本真真世世代代传承，秉执大医精诚之志，践行悬壶济世之责。

（一）王霸之道文化同根，用兵用药依势而为

王道霸道本为帝王之道、治国之道。周天子居属国身份以"霸道"取天下，却倾心春秋早期儒家"德政"王道治天下；儒家孔子推"仁政"，主张"学而优则仕"为王道，孟子提出"以力假仁者霸，霸必有大国，以德行仁者王，王不待大"，将王道与霸道对立起来；荀子肯定霸道的贡献，但认为霸道次于王道，认为"霸道"使一国强盛，"王道"当一统天下。始皇帝霸道打天下终统六国，宋襄公王道打天下功败泓水；楚霸王霸道治天下自刎乌江，汉文帝汉景帝王道治国，开启中国古代史上文景之治。可见，霸道、王道对历史均有推进的意义，但是要依势而为，医理亦是如此。

中医学的根基源于中国传统文化，古人言：不为良相，则为良医。医理和政理自有相通之处。在悠久的历史中，中医用药也出现了王道、霸道的不同观点。一说王道为汉代张仲景所创，霸道为金时张子和所创，一说皆指金元四大家，以刘完素"火热派"、张子和"攻邪派"为霸道，李东垣"补土派"、朱丹溪"滋阴派"为王道。又有"霸道"方贬"王道"方隔靴搔痒，"王道"方恶"霸道"方耗伤正气，世有争论。

跟随张氏学习，以及多年的临床实践，笔者认为，王道实则主张公平，以和为贵，以平为期；霸道当与"匪道"相区别，有理有据，赏罚分明即为霸道。中医处方若违背阴阳之道，不管药物之寒凉温热，皆为"匪道"。临床运用，一是要守病机，根据病机的发展，王道的法、霸道的法，王道的药、霸道的药，交替更迭；二是有虚实夹杂之证，王道、霸道之法，王道、霸道之方，王道、霸道之药可以同时运用。归根到底，经方非皆王道，时方也非尽霸道，经方时方孰为正统之争实属无谓之举。

（二）王道霸道一阴一阳，相辅相佐亦可转化

张伯臾临证尤其注重对阴阳的分辨，王道霸道本也是一阴一阳，都要遵守阴阳之道，根据病情的不同，王道霸道亦可转化消长，彼此互求配合，而但凡阴阳之道，王道的柔也好，霸道的刚也好，都应该谨守病机，这样才能拟出一个好的方剂，才能调整患者的病理状况，才能够适合临床的需求。而不能单纯地将几味药、某几个方看作是王道、霸道，忽略了根本的治疗理念。诚如蒲辅周言：治外感方如大将，消灭入侵之敌，治内治方如丞相，治理国家。非"霸道"方不足以祛邪，非"王道"方难以扶正，两者不可偏废。

张氏曾说《金匮要略》木防己汤是个很霸道的药，亦将木防己、石膏、桂枝、人参四味喻为将军之药，但是这个"霸道"不是说不好，而是讲治疗的力量，每一位药都是一个代表性的药。木防己味辛苦性寒，能散留饮结气，又主肺气喘满；石膏辛甘微寒，主心下逆气，清肺定喘；人参味甘性温平，治喘消膈饮，补心肺不足；桂枝辛热，通血脉，开结气，宣导诸气，在气分服之即愈。方中桂枝、石膏霸道之剂寒热并用，人参、防己王道之剂温热并施，组方寒热温凉并用，攻补兼施，是为王道霸道同用之代表方。原著载"隔间支饮，其人喘满，心下痞坚，面色黧黑，其脉沉紧，得之数十日，医吐下之不愈，木防己汤主之"，又言，"虚者即愈，实者三日复发，复与不愈者，宜木防己去石膏加茯苓芒硝汤主之"。原方中本有虚实并用，然若攻实不足，则石膏改以芒硝软坚泄实，芒硝味咸苦性寒，属于霸道之剂，但同时还以茯苓健脾宁心，佐以淡利之用。此又以王道之药，使祛有形之邪而不忘顾护扶正。所以用药王道霸道皆可使用，柔剂刚剂都要学会应用，更要学会综合运用。

世人皆知笔者治疗心悸病喜以甘麦大枣汤，见心悸即以甘麦大枣汤是否为霸道之法？其实甘麦大枣汤是治疗脏躁的方子，临床上偏重治疗神经衰弱、失眠、心烦焦虑、多思多虑、善猜疑，但根本上甘麦大枣汤是一张养心安神的方子，用其治疗心系疾病也并非笔者首创，叶天士喜欢用，程门雪也喜欢用，程

氏曾在《未刻本叶氏医案》里做了一个眉批"叶天士好用甘麦大枣汤"。笔者运用一是因为先师张伯臾经常用，另则因为初为住院医师时，针对风湿性心脏病、心力衰竭，西医除了强心、利尿、扩冠、抗感染等治疗以外，还会用一些地西泮，于是得到启发，地西泮只可安神，但甘麦大枣汤还可养心，从功效上可能优于地西泮。所以之后遇到类似的疾病便一直在用，自然而然似乎变得有点不讲理了，见是症用是方，似乎可以不加辨证地使用，由王道走向了霸道，甚至走向了匪道，但实际运用中，心之为病，心神失守，当以养心安神，总是王道之法。

（三）王道霸道为医之道，刚柔并济循序渐进

近日，重温《丁甘仁医案》，人们总认为丁氏的内科学都是以清、缓、轻为上，事实上这是片面了，丁氏的用药很多都是以伤寒六经为基础辨证的。《丁甘仁医案》诸序文里，讲到了丁氏的学说都以阴阳五行为重，认为遵经守法以为道，整本医案中都是以伤寒六经为义。风热时行感冒病情初期，或以清热为主，随着病情的推进，久病阳虚，中阳不足，加入附子等温里药，初看以附子此类霸道之药治疗感冒热证似有不妥，但只要是在辨证论治指导下，切中病机，王道霸道皆不会触禁犯忌。

丁甘仁曾对曹颖甫说：医虽小道，但是这个道呢也要有术，道亦术。曹颖甫问丁甘仁：此说似言江湖术士一样，好像"术"不是一个褒义的说法。丁甘仁给的回答是：医生给患者治病初次交往是不深的，相互之间的信任也是不够的。假如初诊就想得到很好的功效，给他下很猛峻的药物，患者有时不能接受，反而会产生畏惧。要给患者做一些解释，但由于相交不深，那么医生讲的话患者也不会全信，也不可能完全信任医生。在这个情况下，不如用些缓和的药，医者亦和于缓，和缓就是这个意思。亦和亦缓，宁愿开始的时候少用一点药，让患者能接受适应，所以有些用药看上去是猛的，但剂量却比较轻。《丁甘仁医案》用附子，多用三钱，少则八分，通过几剂以后逐渐得到了效果。治病不求快于一时，首先要获得患者的信任之理。

除了用药，在和患者沟通交谈时也应运用此理，这方面笔者也很有体会，通常笔者与患者接触沟通的时候，喜欢讲一些令大家都比较轻松的话，但有一次我就失败了。一名女性患者从国外回来就医，她比较严谨，不习惯做这样的交流。该患者在某个医院就诊，医生为她开了中药处方，服下之后咳出了黄痰。笔者认真地翻阅了她的病历卡，虽然并没有找到确切的方子，但是笔者对她说："这是个好的现象，你没和医生说你咳嗽有痰，但是服用中药以后把黄

脓痰排出来了不是好事情吗？你不要这么说，我觉得你前面的医生很好！"可是当时这位女患者并不能接受，认为笔者是在调侃，也不能接受这个解释，希望笔者能顺着她说前面医生的药不好。看了《丁甘仁医案》，笔者倒得到启发，和患者做交流，由于交往不深，接触时间短暂，说话就一定要慎重，不是谁都可以用相同的方法进行交流的。这又让笔者多了一点经验，下次遇到不同的人用不同方法。自认为是无可厚非的"王道"观点，对初诊的患者可能觉得是"霸道"的说辞，对熟识的患者，由于信任，有些霸道之词反而显示出谦和与亲近。所以说为医者是道，但与人相处的方法却实实在在亦是术。

可见，"世上本无事，皆由多情人"，王道霸道之争可以休矣，经方时方之辩亦当休矣。王道霸道不是医者的本意，也不是中医的重心，王道与霸道之间可以相互转化，相互兼夹，可以在不同的时候有不同的解释。所谓"明阴洞阳参为用，无一偏盛功倍清"，王道霸道刚剂柔剂终应"筑其阴，忌其虚，补其偏，救其弊"为要，是为自勉，亦为叮嘱。

二、 久居兰室，益获其馨

一日门诊，一高考应考生来诊，其母陪同，主诉症状繁杂凌乱，总谓其子面色苍白、精神不佳、胃纳欠馨、夜寐不安、爪甲不荣，幼年曾有心悸胸闷之疾。但诊其面色形体舌脉皆无异于常人，故问于考生有何不适，考生答无所苦。再细问追究，确无大碍，故劝其母曰：切莫久居兰室，不知其香臭（xiù）。想来有为中医不屑于中医者，亦触此理，故此，有感道为中医者，当久居兰室，益获其馨。

《孔子家语·六本第十五》言："与善人居，如入芝兰之室，久而不闻其香，即与之化矣。与不善人居，如入鲍鱼之肆，久而不闻其臭，亦与之化矣。丹之所藏者赤，漆之所藏者黑，是以君子必慎其所与处者焉。"说的是于香味久居，沉浸其中而闻不出室内的香味；而若在腥臭之地久留，习惯而不识臭味。

当初入中医之行，中医知识如浩瀚的海洋，一切都是新鲜的，要像海绵吸水一样汲取先人前辈的知识和经验。在从事中医临床工作后，一段时间里沉浸在前人知识得以验证的欣喜中，同时会发现很多疑虑和问题，此时或许会开始质疑甚至想着颠覆经典的理论；然而通过更进一步深入地学习和反思之后，一些本来学过却被忽略的基础知识又重新鲜活起来，此时即要将既有的知识进行补充使之丰满，在此过程中形成自己的观点和看法，与经典并不违背，却是与时代结合的解读，有些甚至可以作为经典的补充。

其实类似的名言佳句很多，如苏轼的"不识庐山真面目，只缘身在此山中"。中医文化是祖先留给后人的巨大瑰宝，后人有幸徜徉于前人所栽之林，汲取前辈以实践留存下来的宝贵知识和经验。然而，当人们身处一种环境中时，常常会看不清其样貌，闻不知其香臭。但若静心观察、悉心揣摩，会发现本来司空见惯、习以为常的事情其实有其深意和更深刻的理解，在此列举一二。

（一）"风为百病之长"新解

《经》曰：风为百病之长。其论症，则有真中、类中，中经络、血脉、脏腑之分。其论治，则有攻风劫痰、养血润燥、补气培元之治。

诸家对于"风为百病之长"的认识概括起来主要为风邪为外感六淫之首，风邪为外邪致病的先导，风邪常与他邪兼夹为患，风邪所致病证变化多端。这些认识的共同之处在于认为"风为百病之长"中的"风"指的是外感六淫之风邪。但此种观点似有不全之处，"百病"应当包括一切外感与内伤杂病，《黄帝内经》既然明言"风为百病之长"，那么"风"也理应为"外感病之长"和"内伤杂病之长"，如此"风"就不应该单指外感六淫之风邪，还应包括内风。"外风为外感病之长""内风为内伤杂病之长"，合而言之即。

外感六淫之风，此风从外来，亦因内虚而邪得以乘虚而入。内生五邪之风，指在疾病过程中，或因阳盛，或因阴虚，或血虚，或热极伤及营血，以致阴虚不能制阳，阳升无制，或筋脉失其濡养，从而出现动风的病理状态。故说："内风乃身中阳气之变动。"或肝阳化风，或热极生风，或阴虚风动，或血虚生风，或血燥生风。

在临床应用中，人们常常将外风与一些外感病连接，内风常与肝紧密联系，指向于中风、帕金森病等肌张力升高的疾病，但其实内风是由多脏腑功能失调所导致的。木本克土，土虚木盛谓之"乘"，脾土虚，水谷精微则不足而无以养肝体，肝体失养，则贼风易作；或因土湿可反侮于木，土重木折，肝虚动风；肾水养肝木，肾水不足，则阴亏，肝肾同源则肝阴亦不足，筋脉失养，肝阴不制肝阳，久则引动肝风；心属火，主神明，心火下温肾水，肾水上济心火，全赖肝木疏泄，疏泄正常，则神明自若，心肾既济，反之木火失调，火病犯木谓之"子病犯母"，出现动风症状；肺金不足则木无以制，疏泄太过，过则因风而动。

所以内风并不仅仅责之于肝，而发病也不仅仅在于外形上所能见之。从取类比项的角度也可以将心房颤动看作一种内风的表现，心为君主之官，属阳中之阳，故易受风袭；然风与心房颤动的关系最发人联想的，当属风胜则动，动即抽搐、动摇之意，心房颤动是心肌丧失了正常有规律的舒缩活动，代之以快速而不协调的微弱蠕动，致使心房失去了正常的有效收缩，符合风之为病特点，且心房颤动，多为久病或心有实质性病变后导致，故多于久病重病后起病，此又符合内生之风的形成条件；临床中还常见暴怒、情志不遂之后发为心房颤动的，此为肝木不制内，使得肝风内扰其子所致。

（二）邪正有变，虚实相伴不相离

要分清邪正治疗疾病，单纯扶正、单纯祛邪从表面上看是对的，然从实际临床来看虚实并没有书本上的那么单纯，当量其邪正主次，正气虚多则多用养正之药，而少佐以除邪；或正气不甚虚，当攻养平半用之可也，如下病例。

程某，年届半百，业已致仕（职从西席），久罹眩晕、心悸、不寐之疾。农历壬辰年二月十一来诊，始为劳累之后，右胸胁作痛，继则夜显身热，伴见寒战，刻已三日，汗出身热不解，气短、干咳、无痰、口干。舌质干，苔白厚腻，舌前尖苔少，脉弦滑数。

患者久疾劳损，阴精素亏，正虚邪伏，冬春之交，时邪侵袭，合而发病，邪热盛而复伤阴精。故标有里热炽盛之象，本有阴伤津亏。风热之邪最易犯肺，肺失清肃则咳逆，肺郁则水道通调不利，热灼水液聚湿生痰停滞，故肺实则气短而喘，身虽热而不渴饮乃湿蕴之象。

治拟清热养阴、泻肺化痰、健脾化湿之剂。又《黄帝内经》云："冬伤于寒，春必病温"，故清热中兼故温化；叶天士释春温"入春发于少阳，以春木内应肝胆也"，故又当兼顾肝胆疏利。此为邪盛而祛邪，方用麻杏甘膏汤清热除烦，麻杏苡甘汤祛湿热，辅以二陈汤、三子养亲汤，兼合小柴胡汤、栀子豉汤、黄芩汤之意化裁。

二诊右胸痛已减，干咳唯夜间见，咯吐少量痰液，身热见退但未清，口角热疮，大便畅，寐欠酣，白厚腻苔已化，脉弦细滑数。治标以来，伏邪已解，肺炎亦消，咳嗽痰鸣亦减六七。唯阴分本亏，津少上承，余焰留恋气分，肺金输布无权，厥阳易于升腾，口干唇燥，头眩且痛，形神衰弱，小溲带黄，舌苔化而未净，皆系余燥为患。燥字从火，火灼津液为痰，有一分之燥，则一分之痰不能清澈也。脉弦细滑数转和，恙已转机，循序渐进，自能恢澈消状。再清余燥以化痰热，生津液以滋化源，俾得津液来复，则燥去阴生矣。痰始化，阴始长，邪始出而热未尽，故治守前法，仿沙参麦冬汤、泻白散、蒿芩清胆汤之意加减。此为邪始解而扶其正。

三诊夜咳已少，痰白量少，右胸胁痛已，身或微热，心悸，寐短，大便欠畅；舌前半苔少质干红，后半反见微腻黄，脉细小。邪从热化反复，虽有阴虚火旺之嫌，但仍虑有邪热未尽，半百之人，气阴已有不足，故仍需兼顾之。此为邪未尽而正虚，虚实并用。

14 剂后随访，身热解，痰液出而咳自休，心中安，便转畅，唯寐欠酣，复以调理气血，和合阴阳之剂病瘥安。

三、 晴雨有时，饲豕何虑

中医四诊，望闻问切，世人对切诊最为好奇尚异，古之宫廷悬丝诊脉更为其增加了一丝神秘色彩。然而事实是，古之太医为后妃诊病，会先从贴身的侍从处了解病情，或通过各种途径详细询问诸如胃纳、舌苔、二便、症状、病程等情况后再行悬丝诊脉之形式，以屏息凝神之状显敬重、尊礼仪，实则大致病情早已了然于心。所以，闻诊、问诊才是中医采集病史最为重要而可靠的手段，在现代，其实就是"医患沟通"。听什么、问什么、答什么这是一项医学技术，但是怎么听、怎么问、怎么答便是一门语言艺术，医学本身便是技术与艺术的结合。常常有患者调侃："排队 2 小时，看病 5 分钟"，在医生的立场上，对于大多数的病例 5 分钟的沟通确已心中了了，但这样只做了"采集"，若能多做一点，将这种确信也传达给患者，那么，就真正做到了"沟通"。

（一）闻诊要义： 善于倾听，相信患者

患者自述病情，赘述无序者有之，夸大其词者有之，主诉纷乱者有之，行文著述者亦有之，或有就诊经历曲折者、症情生动离奇者、懵懂忧心忡忡者，亦有重疾不以为意者，这就要求医生能做一个优秀的倾听者。一般来说，患者说的，笔者都相信，因为如果没有这样的痛苦，他是描述不出这样的症状的，若有一些夸大，那是因为希望引起医生的重视。对于一些错误的认知，医生可以当即给予纠正，但是对于一些确切的症情描述，切不可在一开始便予以否定，这样可能会影响真实病情的采集，也会导致患者的不信任；几分虚实、几

分关联，是为医者需要凭借专业和经验去辨证判别的。诚然，门诊的时间非常有限，不可能让每一名患者随心所欲地陈述自己的病情，所以既要留给患者足够的时间诉说最主要的病情，也要适当打断不必要的就医经历或重复的内容，同时要善于引导患者讲述。

（二）问诊要义：问中求因，情志疏导

如今获取知识的渠道多而丰富，老百姓养生防病"治未病"的意识越来越强，这就使得中医临床的问诊沟通，不再仅限于"十问歌"的内容。人是社会的人，医学不是冰冷的技术，病之成因除了生物学的原因，还有诸多社会学的因素，询问症状感受，固然有助于医生判断病机病情，然而病因的寻找更为重要，或有职业环境危害，或有家族家庭因素，或有情志不遂，或有饮食不节，病因的寻找和排除有利于后期的治疗，其中，门诊时，又以情志因素的干预最为重要。所谓"解铃还须系铃人"，在医学中的解读便是"心病还需心药医"。

中医之心亦主"神明"，心病可由心事而起或诱发。情志诱因一方面会扰乱对于真实病情轻重的判断，一方面影响病情的预后，而情志因素药力又最难及达，因此问诊以提供依据就显得尤为重要。详究有无情志诱因，通过言辞交谈起到情绪疏导的治疗作用。

某一日在门诊之际，一位患者提及，本无疾苦但时时担心心悸好转后复发。余随即做浅显的比喻回应说：天气不可能是时时放晴，总有风霜雨雪，人活于世上，吃五谷与天地相应，岂有不病不伤之理，然晴雨有时限，疾苦亦有阶段，就好像雨天总要记得打伞，疾病再来切不要忽视及时寻医就诊就好，况且风霜雨雪或宁静素美或气势磅礴尚有值得欣赏之处，人的机体阴阳仅能处于相对平衡之中，总有偏差，及时通过不适反映出来，发现问题，及时解决，也绝不是件坏事。时时担心疾病再起，就好像时时担忧天要下雨一样，不是庸人自扰么？这段话被适时一旁学子传为"生命的晴雨理论"。

另一日在与患者探讨平日养生时，认为此论尚可拓展。《黄帝内经》言："上工治未病"，故治未病，本不是百姓大众所具备的能力，而应当是一些相对有经验有资历的医生，在发现一些征象之后，为避免疾病的发生或转变而采取的措施和治疗手段，并非毫无根据的去预防疾病的发生。就好像看到了打雷知道有下雨的可能，你需要带好伞，但是如果没有根据地天天带着伞也未必会有用。所以单纯地为了养生而养生，并不可取。

一患者自觉心悸不舒，然查其脉象，四诊合参，并借助西医检查工具，发现患者的自觉症状重于实际的疾病程度，自身的担忧左右了对疾病的正确认

识，考虑其特殊年龄，故判断其脏躁。当患者问及心脏上的"病灶"会不会随着时间和劳累的程度扩大，给药是否可以针对某一点明确的因素用药时，心生一计，给予答复曰："药入于人体，到达何处，譬如饲养猪豕一样，倒入饲料，每只猪都有的吃，或许你会担心，某只猪会吃不饱，长的特别瘦，但是事实是，只要你每日按时喂养，肚子饿的会多吃点，胃口小的会少吃点，个个都会长得白白胖胖。"

临床上，医者常常遇到需要向没有医学背景或者对疾病认识相对欠缺的患者解释专业问题的情况，是时若假以机智幽默的应答，道理却也蕴藏在看似平淡的聊天中了。患者每每在开怀一笑的同时，消除了心中的疑虑，增加对服药的信任感与治疗的信心，可谓一举三得。

四、 察颜观舌，凭脉候证，定夺舍从

舌脉诊是中医独具特色的诊法，几千年的传承，老百姓也常常会好奇自己诊查判断一番，医者亦常被患者、朋友、亲戚要求通过舌脉寻找一些隐藏的病情。有些患者甚至将舌脉诊当作了一种体检，找老中医切一脉便欲得知血脂高低、冠脉狭窄程度，遇此景，总不禁莞尔。影视戏文中"病家不须开口，便知病情根由"实有夸大之处，但也体现了中医舌脉诊之神奇，而此神奇之处，是医者通过在表浅易于诊察部位的一些表现，了解患者的气血变化，是从祖辈那里得到的宝贵知识，归根到底是医学科学，而非仙术道法。所以笔者常与患者说，望舌切脉是提供给医生处方的依据，协助对患者病痛的诊疗之用，和验血、超声检查是不同的。

（一）良医不舍真理，中医不舍舌脉

时常有人将西医学称作现代医学，而将中医学称作传统医学，对于这样的称呼，笔者并不完全认同。自明末清初，西方医学传入中国以来，中医和西医之间经历了冲击、共存、融合的过程。西医学迅猛发展，为临床提供了许多辅助检查和治疗手段，这无疑是有益于人类生命健康的，然而中医也在这个过程中经历着发展。中医之所以是发展着的科学，正是因为每个时期，中医都在适应环境的变化，接纳和融合新事物，遵从天时、地利、人和，三才合一，使得中医理论体系日趋完善。所以中医既是传统医学，也是现代医学，西医知识、实验室辅助检查手段便是在这个时代里给予中医发展的契机。所以一个好的医生无论是中医还是西医，一定是尊重人体科学、医学科学、生命科学的。

笔者也时常教导学生们，要学好中医，也一定要学好西医。但是，正所谓"树高千丈，叶落归根"，最终，还是要回到中医的根上。那么什么是中医的根，"辨证论治"是，"整体观念"也是，"望闻问切"更是。如同西医的诊疗手段再丰富，入门的第一课总是检体诊断，中医也是如此，望闻问切的技能是根本，如若过度依赖西医知识、辅助检查结果，便走向了另一个极端。有些医生切脉如触电一般，点到为止；有些望舌切脉只是一个流程、一种形式；有些切脉时心有旁骛，边望着手机或者操作着电脑边切脉；甚至有时跳过舌脉诊，直接根据经验或病理药理处方，对此笔者是不赞同、不认可的。

（二）症脉有真假，舍从不轻取

笔者接诊，喜先诊脉，再行望、闻、问诊，此举不为显奇显高，但求不受症情主诉干扰，先入为主地影响脉诊的感受，同时患者入座先诊脉，可定医家、患者之心神，再候三部九候之脉动。三部九候，不仅是候寸关尺、浮中沉、天地人、肺脾肾、心肝命，更应该相互联系、不割裂地综合分析脉象之成因，脏腑之关联，方能探究其人体气血阴阳变化之根本。曾诊一患者，三部之脉，尺来迟，到关即已加快，至寸更是快速。如潮水拍岸，逾到岸边，其势逾宏，其声逾隆，其力逾著，其动逾促，此脉动气乱之象。然视其病史，患者已经中药调服半年有余，症情稳定。遂问患者，迩来是否有怫郁之事，患者答曰："昨日家中有事，气结不平，如此而已。"

又忆起曾在岳阳医院岳阳路旧址病房带教，查及一名患者床前，脉诊甚是惊奇，脉位浮浅、脉体大而软、中空边实，此浮大中空，如按葱管之芤脉。《濒湖脉学》言"芤形浮大耎如葱，边实需知内已空，火犯阳经血上溢，热侵阴络下流红……寸芤积血在于胸，关里逢芤肠胃痛，尺部见之多下血，赤淋红痢漏崩中。"芤脉多主失血、伤阴之证。让所在学生一一体会，脉理分析完毕，继续查房。心中甚为不解并有担忧之感，何以芤脉而无动血之象？《伤寒论·辨脉法》曰："脉浮而紧，按之反芤，此为本虚，故当战而汗出也。"恐是患者久病体虚，又兼有表邪，似当发小汗微汗，使去邪而不伤正；然若果真有失血之症，又有"夺血者无汗""亡血家不可发汗"之说，发汗岂不相悖？步至隔壁，正值犹疑如何舍从之际，即有家属来唤，患者发生了大吐血。

自此体会，症脉有真假，舌脉有顺逆，真真假假总有真实一面，根据患者的实际情况，可有舍脉从症、舍症从脉之判。然而病情的发生在一个时间点上，发展却是一个时间轴，脉、苔、症之间除了相互印证之外，但凡有悖论之处亦可能对预后有所提示，假象何以假，真象何以藏，皆需细细思量，所以中医望、闻、问、切缺一不可，有时脉症不一只是不识，不是不可舍，但当知不轻取舍从，舍之而不忘之。

五、 辨证论治的"方法论"观

随着中西医结合的发展，现代科研中关于辨证分型的客观化指标始终是热点和重点，临床辨证论治与教科书上的不同时常给中医后辈带来困惑。其实，在笔者看来，辨证论治绝不是简单的工具，而是一种科学的方法论。

中医学理论源自中国古典哲学理论，辨证论治和整体观念是中医的两大特色，辨证论治是中医认识疾病和治疗疾病的基本原则，是中医学对疾病的一种特殊的研究和处理方法，包括辨证和论治两个过程。翻阅文献我们也欣喜地看到，有不少学者已开始将信息范型论的相关理论运用到对辨证论治的认识上，认为辨证论治是自然辩证法三大规律在中医学中的具体运用（卓同年，刘胜）。

方法论是人们认识世界、改造世界的一般方法，是人们用来观察事物和处理问题的方式、方法。概括地说，世界观主要解决世界"是什么"的问题，方法论主要解决"怎么办"的问题。中医辨证论治也正是人们看待、分析和处理疾病的方法，告诉人们何症因何理、何理辨何证、何证用何法、何法用何方、何方用何药，这一套完整而严密的思维体系，完全符合方法论的要求。

（一）主观意识的不自知导致对"中医唯心"的批判

一段时间里，有人说"中医唯心"，依据不确切、不科学。其实，从中医理论体系而言，这是中医辨证论治的特色，有个人的观点和独到之处，也有"三因制宜"的深刻内涵在其中，所以这样的论调本身是不符合唯物辩证法看待问题的要求的。

然而对于这样的言论，反思中医临床队伍，以辨证的眼光来审视自己，便会发现同样存在着一个略显浮躁的事实，有些医生在没有掌握确切辨证论治方法之时，便不加思考的凭着感觉走，没有明确的指征，没有理论依据支持，对辨证依据教条化的记忆和运用，用药自然有失偏颇。如果单纯地认为舌头上有紫暗色就是瘀，痛有定处就是瘀，凡是说到疼痛隐隐的，便指向于"气阴两虚"，那就是将辨证论治作为一种工具来运用了，单纯地用来通过考试或许可以，但如果将其运用到临床，未免贻笑大方了，因为这其中，没有中医理论的指导。那么经过正规教育的中医医生，为何会遇到临床上辨证分型的困难与困惑，甚至于有些医生遭遇对于临床辨证分型无从下手的窘境，归根到底，是理论基础尚不够扎实，未掌握其方法。教条式地认识辨证论治依据，当遇到无法"归类"的情况或者不典型甚至于无主诉无症状的患者时，便束手无策了。需知，教材中教的分型是为了便于初学者学习理解，是中医辨证论治的基础和思维方式，希望教授的是方法而不是单纯的内容，也绝不是临床的全部。

临床思维的不全面、疾病诊疗的单一化，使得临床得不到满意的疗效，亦没有合理的解释，未免为"有心人"所诟病。

（二）辨证论治应当在科学的理论指导下进行

科学的方法论是要人们正确的运用辨证论治的方法，在科学理论指导下分析患者的病情，只有这样才不至于将辨证论治简单化，才可以尽量避免辨证的遗漏和错误。

举个病例来说，患者吴某，男性，45岁，形胖，主诉耳鸣来诊，西医未见明确器质性病变，之前曾辗转多位中医医生均未得效。笔者视前方均以益肾固本之法，大队培补肾元滋腻之品，简言之均从肾亏论治。接诊对其进行一番问诊之后，得知其耳鸣发生之先，约一周之隔曾有外感病史，虽年逾不惑但未见明显正损形衰之象，加之之前大堆补益之剂，恐有闭门留寇、邪毒内蕴之误，故予以益气解表、清热解毒之剂，药用轻灵宣散，清利上窍，顾护脾胃以助运化之剂，药后耳鸣显著改善，精神亦转佳。反观此病例，实则为外感之后，邪毒未净之证。

为了解决临床辨证论治依据存在差异的问题，关于临床辨证分型客观化依据的研究也就应运而生。令人可喜的是现代研究中也越来越重视人的差异，比如对于女性冠心病患者的特殊体质导致漏诊率高（李小鹰，付治卿）；老年冠心病患者体质较差，药物耐受性和敏感性相对下降，危险因素往往由来已久，血管内皮功能紊乱，基础疾病较多，危险因素较多，介入治疗耐受程度有限，急性心肌梗死发生率高，溶栓治疗风险大（李小鹰，付治卿，阿依努尔等）等，这是中医"三因制宜"的思想在现代科研中的体现。

早期的研究注重告诉西医"中医的理论是经得起验证的，是正确的"，然而就目前的成果而言，客观数据指标的研究仍显零落，在实际的科研成效中，我们也看到很多关于中医的研究都无法达到西医的评价标准，很多研究本身只是提供给临床一种概率和相对较常见的规则，而非唯一的事实，实际运用中，都需要客观辩证地看待和处理这些情况。但无论是否得到求证，中医学依旧在临床上发挥着不可忽视的作用。应该说，中医相关的客观化指标研究重要且必要，如何将冰冷的客观依据与中医特色的"主观"判断有机融合并服务于临床，仍然是尚待解决的问题。

而在研究中，人们又时常注重学"形"，而非学"理"，喜欢研究前辈的方、药，却时常疏忽了理、法，或许也并非疏忽，而是因为学方、药容易，学理、法实属不易。其实方和药会随着时代的变迁有明显的改变，但是理和法才是传承的真谛。张元素强调"古方今病不相能也"，蒲辅周先生亦提出"不要执死方治活人"，即是此理。在这方面的研究，中医参照西医的科研手段固然是一条捷径，然而关于这个问题本身，中医就应该辩证地来分析这些年中医现代化、中医西医化、中医客观化研究中的得与失。如今越来越多的学者意识到了中医科研独辟蹊径的重要性，如何开创一套具有中医特色的科研方式，将自然辩证法的思维，将方法论的概念融入科研中，是我们现阶段迫切而重要的课题。

六、 以和为贵，以平为期

临床上，笔者尤其推崇《素问》"法于阴阳，和于术数"之理，疾病的发生关键在于寒热、虚实、表里、阴阳、气血以及五脏六腑之间原有的动态平衡受到破坏。人者，以"精充、气顺、神安"，天人得应为上，故而医者用药都应力求"以和为贵，以平为期"。偏阴偏阳之谓疾，所谓"阴平阳秘，精神乃治"，治疗的重点在于调节并恢复人体正常的阴阳平衡，在于"治人"，而非"治病"，因此"平和思想"不仅仅是辨证范畴的理念，更是治病用药之道，即"从阴阳则生，逆之则死；从之则治，逆之则乱"。

（一）平和可贵，用药和缓

"以和为贵"，源自《黄帝内经》。《素问·六微旨大论》言："亢则害，承乃制""因而和之，是谓圣度"。所谓诛伐无过，则故病未已，新病复起是也。《素问·至真要大论》说："大毒治病，十去其六；常毒治病，十去其七；小毒治病，十去其八；无毒治病，十去其九。谷肉果菜，食养尽之，无使过之，伤其正也。"	"以平为期"是《黄帝内经》中提出的治疗理念，《素问·至真要大论》说："谨察阴阳所在而调之，以平为期。""皆随胜气，安其屈伏，无问其数，以平为期，此其道也。"

孟河学派以《黄帝内经》为法，主张"平淡"，认为"天下无神奇之法，只有平淡之法，平淡之极，方为神奇"。主张医学归于醇正，贵在义理之得当，而不在药味之新奇。其代表人物费伯雄先生主张用药"和缓"，所谓和缓，即"不足者补之以复其正，有余者去之以归于平"。丁甘仁先生亦认为："和则无猛峻之剂，缓则无急增之功。"故孟河医派在辨证用药上，大抵以轻灵巧见长。

笔者认为"二元使之平衡，多元使其调和"，因此"以和为贵，以平为期"是"和谐思想"在诊治中的体现。人之禀赋各有阴阳，气血各有强弱，其病亦阴阳气血各异。如阴虚体质之人，病后则每易多火，治疗时当滋阴清火为主；若阴虚及阳，阳气损伤，则宜先扶其阳，而后滋其阴，以冀阴阳平和。而对于阳虚体质之人，即使患热病亦不可过用寒凉药石，以免更伤其阳，并且热退后亦毋忘温补其阳；若是阳虚及阴，阴气损伤，则宜先滋其阴，而后助其阳，以期阴平阳秘。对于阴阳两虚体质之人患病，则药石之性味更应平和，需缓缓调之，不可肆意投以大补、大泻、大寒、大热之品。临证察色按脉，先别阴阳；而治病之道，则是以药性之阴阳，力求恢复机体气血阴阳之平衡，如《医方集解·补养之剂》中所说："人之气禀，罕得其平，有偏于阳而阴不足者，有偏于阴而阳不足者，故必假药以滋助之。"总之，药石之行为务必使人体"阴阳和平，水升火降，归于中庸之道"（《医权初编》）。处方时，既要避免妄用药物过伤正气，又要避免"气余生火"之弊，对于补益之药强调过犹不及，对于攻伐之药主张中病即止，药物应以达到"助力推动""不药而愈"的效果为佳。反对炫异标新，对常用药之药性应熟稔于心，方能使药效发挥精妙尽致。

（二）为人为医，亦宜平和

中医讲究形神合一，临诊也时常劝导患者平日里应保持平和心态，有助于疾病的康复，不以物喜，不以己悲，正所谓"气血冲和，百病不生，一有怫郁，诸病生焉"。当重视问诊对于情志诱因的寻找与疏导的重要性。

医者为人为医为学为事当宠辱不惊，学会调节得失之心，若整日患得患失，医学的路走不远，上医的境界达不到。笔者也常告诫学生们：若想要挣大钱，不要选择从医。首先，医生发不了财，多年之后会失望的；其次想着要发财做不了好医生，因为心术不正、利欲熏心便沉不下心做学问，对待患者也没有底气做到公允平和，不卑不亢。

所以，"以和为贵，以平为期"在医学中当是一个哲理概念。一则为治疗的目标，二则为用药的原则，三则为与患者的交流初衷，四则为医者的心性所在，数者缺一不可。

七、"洁净府"非独利膀胱

"洁净府"出自《素问·汤液醪醴论》，篇中说："平治于权衡，去宛陈莝……开鬼门，洁净府，精以时服，五脏以布，疎涤五藏，故精自生，形自盛，骨肉相得，巨气乃平。"王冰注：平治于权衡，谓察脉之浮沉。去宛陈莝，谓去积久之水物，犹如草茎之不可久留于身中。开鬼门，洁净府，是启玄府遣气也；谓泻膀胱水去。五阳，是五藏之阳气。五藏之阳，渐而宣布，五藏之外，气秽复除。如是精髓自生，形肉自盛，藏府既和，则骨肉之气相抱，大经脉气然乃平复。

王冰将"洁净府"的重点放在了六腑之中的膀胱腑。然而，中医经典中与"府"相关的还有"脉者，血之府""骨者，髓之府""头者，精明之府""奇恒之府"等。洁净府，也就是使得"府"洁净之意，可以理解为洁净血府、洁净髓府、洁净奇恒之府等。

朱丹溪在其《格致余论》中有"倒仓论"说，即有"洁胃肠府"之意。书中载说："《经》曰：肠胃如市，以其无物不有，而谷物为最多，谓之仓，若积谷之室也。倒者，倾去积旧而涤，使之洁净也。糟粕之余，停痰瘀血，互相纠缠，日积月深，郁结成聚，甚者如核桃之穰，诸般畸形之虫，中宫不清，土德不和矣……积聚久则形质成，依附肠胃回薄曲折处，以为栖泊之窠臼，阻碍津液气血，熏蒸煏灼成病……窃详肉液之散溢，肠胃受之，其厚皆倍于前，有似乎肿，其回薄曲折处，非复向时之旧，肉液充满流行，有如洪水泛涨，其浮莝陈朽，皆推逐荡漾，不可停留……"

在心系疾病的治疗中，亦可取"洁脉府"之意，尤其是冠心病的治疗，《医门法律·中寒门》曰："胸痹心痛，然总因阳虚，故阴得乘之。"命门火衰，肾阳亏虚，无以温煦五脏，致心阳不振，阴寒之邪乘虚侵袭阳位，寒凝气滞，鼓舞乏力，血运无力，脉络瘀阻，症见胸闷气短，甚则心痛彻背。西医临床支架置入技术已十分普遍，挽救无数生命于危难中，然而此举终究为治标之策，倘若形成瘀阻的原因不祛除、不控制，依旧会有新的犯罪血管产生，或者发生支架内再阻塞，而后续口服药物或有动血败胃、伤肝损肝、眩晕不适之忧，并且支架于心脉中，本是外来之物，亦可视作一种"新生之瘀邪"。这便是中医药独具优势的介入点，目前中医临床常用温阳通脉、活血化瘀、化痰通络、益气活血、滋阴养血等方法，实际就是"洁脉府"思想的体现，通过调节阴阳的盛衰，使之平衡协调，活血化瘀、除积祛浊，同时调治心液。论"洁"府之法，理气、顺气、清气、宣气、下气、益气，祛风、搜剔等皆应在其列。

八、益气补气慎有余

——兼论"气有余便是火"之戒

临诊曾遇一患者诉服西洋参而口舌生疮疼痛，且问曰："缘何？"答曰："虚不受补。"尝谓"气有余便是火"，按说西洋参养阴生气，但补气之力不雄，常人服之应无上火之嫌。所谓"气血冲和，百病不生，一有怫郁，诸病生焉"，也就是说，健康人应气血协调，运行通畅。气血是相依相成的，血有赖于气的推动而运行，气有赖于血的供养而发挥推动、温煦、防御、固摄、气化的作用。人体的生理功能有赖于气血功能的协调来维持，一旦失调，便可发病。

"气有余便是火"出自金元四大家著名医家朱丹溪的《丹溪心法》。气是指阳气，有余是偏盛的意思。"气有余便是火"意即阳气偏盛，呈现病理性的功能亢进，导致各种火症。阳气的偏盛可由阴液不足而阳气偏亢，引起目赤、咽痛、牙龈肿痛等虚火上炎证候，也包括由于五志过极、色欲无度、相火妄动、饮食厚味等引起的阴虚阳亢、气郁化火而产生的肝火、胆火、胃火、心火的证候。

中医讲究阴阳平衡，阳气作为人体阴阳之气的一方，一旦有余了，即产生阴阳失调，随即生"火"，这种由于"气有余"所生之"火"是一种病理产物，为病态之"火"，与阳气之"火"有本质区别。

因此，在临证时如何运用补气药物，有以下几点当加注意。

首先，按虚则补之、实则泻之的法则，气虚之人，当以补气，但同时不可补气过猛，宜少量渐增。因气虚之人五脏功能皆减弱，若一次大量给予补气药物，恐虚不受补，反而加重脏腑功能负担，起到相反的作用；且气虚之人，无力推动血行，故血行不畅，而血又能载气，若补气量过大，超过血行载气的负荷，则易造成气滞，反而气滞生火；火为阳邪，耗伤气阴，则气更虚也，即所谓"壮火食气"。

其次，补气宜行气。笔者临证又见气虚之人，时伴气滞。因气虚之人，推动无力，血脉不畅，血能载气，血不行则气不行，故形成气滞；气滞日久，郁而生热化火，反再耗气伤阴，出现口干舌燥、咽喉热痛、心中烦热、尿赤便秘等症状。所以在治疗上不可一味补气，应同时佐以行气之药。气动血行，血载气行，气血运行通畅，充养五脏，病邪散焉。因此，我们在临证时宜寓宣于补，采取补虚以宣畅气机之法，往往收到良好效验。

故在拟方遣药之时，一旦运用补气药物，剂量不过大；同时也会伍入行气之药，从而避免补益过度所造成的"气有余便是火"的弊端，这也是平生喜用诸如大狼把草、仙鹤草、功劳叶、金雀根之类有补虚清热之功草药之故。

九、 温阳慎竭泽而渔

20世纪80年代某日，胸科医院有位心力衰竭患者，用了参附就是不能下床不能出院，遂请曙光医院会诊。曙光医教科对笔者说："何立人，张老不在，你去看看。"刚踏入病房，只见这位患者袒胸露腹，四肢伸在床外，但当时正值寒冬，房间里面生了火炉，门窗关紧，其他患者还都紧捂着被子，他的状态显得尤为格格不入。笔者翻阅了一下他的用药经过，他们也用过附子、人参、龙骨、牡蛎，如若再依葫芦画瓢岂不多此一举？前面医生的用药就是后面医生的经验所在，但若不走他的路，那应该走什么路呢？

当时管这个床位的医生是"文革"之后恢复西学中时的学员，笔者为他们上过课。那时笔者还只是个小医生，上的课是遗精阳痿，比之于一些"大牌"的课，这些篇章简直就是边角料。然而，就是这些边角料的授课讲稿也是张伯臾帮笔者修改的。张氏给笔者讲稿的时候就特别提出了遗精阳痿的治疗切不可"竭泽而渔"。张氏说，遗精阳痿的治疗用壮阳药温阳固阳是图快于一时，要注意养阴，要注意益气，要注意健脾，要注意滋肾，若温肾、助阳、壮阳过度，势必竭泽而渔，不是长久之计。

由此得到灵感，对于刚才那位心力衰竭的患者，笔者就用了《伤寒论》的黄连阿胶鸡子黄汤，就是其原方，开了2剂。第三日胸科医院就打电话到医教科，说是不是可以再请何医生来一次，这位患者吃了很好。得空再去看之，不久这位患者便好转出院了。

大家都会用真武汤，都会用附子、桂枝，都会用鹿角、龙骨、牡蛎这些血肉有情之品，对于心力衰竭的患者，其兼有温肾强心的作用。然而实际运用中，往往需要虚实寒热同用，阴阳兼顾。对阳虚患者，尤其阳损及阴的患者，可予以滋阴润燥之药，使得水泽充足，鱼有滋养，方可求得阳之续接，由阴阳互根之理，收阴中求阳之效。其实这种寒热并用的情况，在《伤寒论》里面也有很多，麻杏石甘汤中，麻黄和石膏便是一对。后来笔者每次给学生讲课，总会强调温药慎"竭泽而渔"，治疗心力衰竭习惯附子与白河车同用，同样也是受到张氏的影响。

又如张氏特别喜欢用的麦门冬汤，他也特地让笔者去看看《世补斋医书》对阴虚痰饮的论述。痰饮、阴虚这一对矛盾如何用药，其实就是理清楚《金匮要略》麦门冬汤里面麦冬和半夏的关系，一个滋阴、润，一个化痰、燥，这两类药放在一起治疗疾病，表面上看也颇为奇特。在学习燥咳的时候，偏寒用杏苏散，偏热用桑杏汤，张氏教的治疗燥咳的只有清燥救肺汤一个方法，方中在滋阴润肺的药物中，加了人参以助益气之功，亦为寒热并用之法。

其奇特之处，正是因为中医辩证地看待人体，既阴阳有别，又阴中有阳、阳中有阴，使得中医中药的效果确切而又多了点哲学的色彩，所以值得人们坚信中医中药的效果。最怕的就是"不识庐山真面目，只缘身在此山中"，相当一部分人看不到中医中药的效果，似乎一定要屠呦呦青蒿素得到诺贝尔奖了，才后知后觉地反观，为什么早没看到呢？还有就是行业中看不到自己的问题，医生天天在开党参、黄芪、红花、白术，自己经常在用，但是好像已经麻木了，对治疗效果将信将疑。如此种种，都要不得。

十、 扶土培中四要义

脾胃为后天之本，气血生化之源，《脾胃论》言："百病皆有脾胃衰而生也。"凡来诊者，无论何病，皆重脾胃，扶土培中为要。论其要义有四者，一则顾护胃气，二则药不伤胃，三则调养脾胃，四则疗脾胃之疾。

食物进入胃腑，经过磨化腐熟的精微物质经脾气传输而营养全身，未被转化的食糜则传化至小肠，中医内服药物也要经过胃纳腐熟功能吸收起效，而胃的受纳功能主要取决于胃气的强弱,《素问·玉机真藏论》言:"五脏者,皆禀气于胃;胃者,五脏之本也。"所以胃气的盛衰强弱关系到人体功能活动、健康与否,甚至生命存亡。通过询问纳食情况、切脉之胃气有无可以判断胃气之强弱,而顾护胃气,不仅指胃腑之气,还包括脾气,所以胃气实则指的是受纳和运化的脾胃功能,在处方中,佐以健脾护胃药可有助于药效的发挥。

"元气之充足,皆由脾胃之气无所伤",故遣方用药当遵药不伤胃。世有"久服中药伤胃"之说,然而胃病本可以中药治,患者几十年如一日中药调服者亦不在少数,鲜有中脘不适之说,何故?其实,并非中药伤胃,实为苦寒不当败胃。有意思的是,除了少数清热解毒药、祛风湿热药,药物的败胃与健胃的属性,往往并不绝对。比如黄连,大苦大寒之品,过服久服败胃,但少量使用其苦味反能健脾,类似的还有龙胆草等。又如葛根,《神农本草经》云其"主消渴、身大热、呕吐、诸痹,起阴气,解诸毒","中药学"教材谓其功能解肌退热,透疹,生津止渴,升阳止泻,然叶天士名言"葛根竭胃汁",那么,葛根既能生津、起阴气,又能竭胃汁,岂不是互相矛盾?在笔者看来,葛根有生津之用,其升阳之功亦能布津散津,故其一方面可以主治中上焦之消渴,另一方面若升发布散太过,反会竭胃阴。所以,在不明患者脾胃接受程度时,对于这类药的运用,宜"小其量""标本配伍"着使用。这在流传下来的一些古代名方中也有体现,如《时方歌括》载丹参饮,为化瘀行气止痛之良方,主治气滞血瘀之心胃诸痛,其中丹参为君,药量一两,丹参味苦性微寒,又可活血动血,故对于脾胃虚寒,或有出血之势的患者应当慎用,然原方臣以檀香、砂仁,此意予辛温理气之药监制君药苦寒之性,使活血而不动血,止痛而不败胃。

调养脾胃,宜调宜养。调者,一调脾胃升降之枢,使得气机通利,《四圣心源》载:"肝气宜升,胆火宜降,然非脾气之上行,则肝气不升,非胃气之下行,则胆火不降";实则肺之宣肃,亦赖脾气升散之气以宣通,胃之顺降之气以肃降;肾水赖脾气上升之趋以凉心火,心火赖胃气下降之势以暖肾水;故调脾胃使得各脏腑气机当升者升,当降者降,各司其机。二调肝胃疏泄通降之气,土为木之所胜,木土不调可见木乘土,或由木旺,或由土虚;亦可见土盛反侮木,或由痰湿,或由郁滞,疏肝健脾和胃,祛除情志诱因,是为要义。三调脾肺生痰储痰之机,脾为生痰之源,肺为储痰之器,百病皆由痰作祟,怪病多从痰论治,有形之痰、无形之痰、皮里膜外之痰,总以健脾助运为根本。养者,一养心脾之气血,心主血,脾为气血生化之源,又脾主肉,心主脉,脉以充养肉,肉为脉之体,两者相依相存。二养脾肾之根本,"脾阳根于肾阳",肾为先天之本，藏精气，其温煦蒸腾作用助脾胃化生气血，而脾胃所化五脏之精气又归藏于肾；养脾肾之气，可谓养生命之根本。

凡有脾胃之疾，无论有无需求、有无所苦，皆应兼顾用药。一则气机升降之枢有疾，可变生加重他症；二则脾胃功能不足，有碍于药入之效；三则或有所苦之疾，实为脾胃不调之故。所以临证必详究饮食排便、脾胃病史，毕竟饮食药入皆赖乎脾胃，切不可忽略。

十一、"削药适器"与"削药适众"论

方有大小奇偶单复，能小当小，宜大勿小，单方一味固然可气死名医，复方之要莫看轻，万不可一以贯之。大方用药并不等于堆砌药味、无的放矢，乍看之下药物纷繁，但实则"药物七情"思想体现其中，是"杂而有章"的，切不可执一而无权变。考虑现代人患病的复杂性，周全考虑刻下证和预期症，将多因素统筹进组方当中，除了针对疾病本身的治疗药物外，同时重视兼证的治疗，还要考虑患者的体质情况、阴阳的偏盛偏衰，针对患者宿疾，调补兼施，寓治于补。

一张处方中要做到气血兼顾、阴阳同调，寒热并用，补泻兼施。培补气血阴阳以治本，去除痰湿瘀血等病理产物、清热理气散结以治标；调和脾胃，改善口感以增加患者的依从性。处方中还要注意在诸多的阳药中，佐以阴药以监制；众多补益药中，投以理气药助补益之动势；清热解毒药中，配以温药少火生气；辛温发散药中，注意清退虚火等。有时在不经意间药味就多了起来。

而在这一处方的过程中，其实是中医"整体观念"的体现，有时对于一名中医医生最难的不是处方，而是守方。用药后解决了当次门诊的主要问题，可能其他问题就会反映出来，或者一两周的中药治疗，患者的主症并没有明显改善，但是服药过程中也没有明显的不适，这时是换处方还是守方加药加量，是每一位中医医生要摸索很多年才能换得的学问。也由此，对于患者个体在纵向发病的时间和横向维度病情的兼夹上都需要做周全的考虑，这也要求医生具备扎实的"全科"意识和技能，作为识证和治病的基础。

大复方，特别是一些经过数次就诊方药更迭取舍，病家感觉药味多，体积大，煎药锅小，转而要求减药味，笔者颇多感触，岂非古之削足适履之新版削药适器、削药适众，此皆不可取矣。诚如余听鸿在医著《外症医案汇编》中论述："今时内外各专其科，外科专仗膏丹刀针，谙内症者少；内科专司脉息方药，谙外症者不多。病家每遇大症，或兼感冒寒热，疑外科不谙内病，延内科用药立方，每至内外两歧，彼此相左，当表反补，宜托反清，内症未平，外症变端峰起，攻补错投，温凉误进，贻害非轻。"是以有专长但不可偏于一科，有爱好但亦须博通内外，否则无以成家而自勉。

十二、 少阴病证亦有阴阳寒热气血之别

20世纪70年代，某日休假回沪探望张伯臾，言及彼时曙光医院急诊有一男性患者，来院时休克，经多巴胺升压治疗，原发病控制，血容量充足，但是患者对静脉维持的多巴胺产生依赖，在逐渐撤退多巴胺的过程中，不论如何注意多巴胺减量的速度及幅度，当多巴胺低于某一浓度时，患者总是出现血压下降。旬日余，反复多次不解，诸医束手。急诊医师延中医联合治疗，多位中医医生均选用人参、黄芪、附子、干姜、龙骨、牡蛎等益气温阳药物，但均无疗效。无奈之际，恭请张氏医治。张氏见此患者后，出方一张，药仅四味，量循常规：柴胡、芍药、枳实、甘草——四逆散是也。药后疗效如桴应鼓，患者逐渐摆脱多巴胺依赖，乃至康复。张氏当时考问笔者此病病机，答曰：阳气闭阻故。张氏微笑颔首，曰：诊此患者时，见患者胸腹温热，不欲衣被，唯四肢厥冷。据此推论病机为阳郁厥逆，故用此方。张氏治病，举重若轻，每言及于此，对张氏的钦佩缅怀之情，总是涌上心头。

四逆散方出于《伤寒论·辨少阴病脉证并治》。原文为："少阴病，四逆，其人或咳，或悸，或小便不利，或腹中痛，或泄利下重者，四逆散主之。"四逆散证是否属于少阴病？再次研读《伤寒论》原著后得出结论：四逆散在临床表现上同少阴寒化症相似，但病机迥异，故在治疗原则及预后上也完全不同。张仲景在少阴病篇中提及四逆散的用意在于将四逆散与四逆汤证做类症鉴别。

《伤寒论》少阴病总纲原文为："少阴之为病，脉微细，但欲寐。""少阴病，恶寒身蜷而利，手足逆冷者，不治。"可见，少阴病是六经中最后层次和最危重的阶段，多出现精神极度衰惫、欲睡不得，似睡非睡的昏迷状态。阳气不足，故脉微。阴血不足，故脉细。虚弱萎靡故但欲寐。少阴病是邪在心肾的病变。

心肾水火不济，病邪从水化寒，阴寒内盛，故出现一派寒化症状：无热恶

寒，脉微细，但欲寐，四肢厥冷，下利清谷，呕不能食。治疗当扶阳，宜温补法，以回阳救逆为急务，宜四逆汤。

纵观《伤寒论》一书，每论及脉象，多旨在阐明病机。四逆汤证及四逆散证都可有的症状为四肢逆冷，脉微细。结合文首张氏的病案，从西医学的角度而言，考虑两者诸多临床症状的病因均是血压降低。在不采取干预的情况下，两者均可产生脏器灌注不足的表现：脑供血不足则但欲寐，心脏供血不足可产生心悸，心功能不全者或有咳嗽，肾脏灌注不足则小便不利，外周循环不足则脉微细，四肢厥冷。但两者有一个明显的不同：少阴病四逆汤证患者恶寒身蜷，而四逆散患者四肢虽寒而胸腹热不欲衣被。正如李中梓云："按少阴用药，有阴阳之分。如阴寒而四逆者，非姜、附不能疗。此证（四逆散证）虽云四逆，必不甚冷，或指头微温，或脉不沉微，乃阴中涵阳之证，惟气不宣通，是为逆冷。故以柴胡凉表，芍药清中。此本肝胆之剂而少阴用之者，为水木同源也。以枳实利七冲之门，以甘草和三焦之气，气机宣通，而四逆可痊矣。"可见四逆散所主之四逆，并不属阴盛阳虚之少阴病范畴，故四逆散虽与四逆汤方名相近，但方中并无一味辛热回阳之品，而以透邪解郁、调畅气机为法。四逆散所主之"四逆"，虽非阴盛阳虚之少阴病，但是其发生同外邪循经传入少阴有关。成无己《注解伤寒论·卷六》："四逆者，四肢不温也。伤寒邪在三阳，则手足必热；传到太阴，手足自温；至少阴则邪热渐深，故四肢逆而不温也；及至厥阴，则手足厥冷，是又甚于逆。四逆散以散传阴之热也。"《黄帝内经》曰："热淫于内，佐以甘苦，以酸收之，以苦发之。枳实、甘草之甘苦，以泄里热；芍药之酸，以收阴气；柴胡之苦，以发表热。"方中取柴胡入肝胆经，升发阳气，疏肝解郁，透邪外出，为君药。白芍药敛阴养血柔肝为臣，与柴胡合用，以补养肝血，条达肝气，可使柴胡升散而无耗伤阴血之弊。一气一血，一散一收，相反而相成，并奏升清降浊之效；佐以枳实理气解郁，泄热破结，与柴胡为伍，一升一降，加强舒畅气机之功。使以甘草，调和诸药，益脾和中。综合四药，共奏透邪解郁、疏肝理脾之效，使邪去郁解，气血调畅，清阳得伸，四逆自愈。原方用白饮（米汤）和服，亦取中气和则阴阳之气自相顺接之意。由于本方有疏肝理脾之功，所以后世常以本方加减治疗肝脾气郁所致胁肋脘腹疼痛诸症。目前临床方剂学教学中将此方归于和解剂（调和肝脾类），用治肝脾气郁诸证。症见胁肋胀闷，脘腹疼痛，脉弦。临床常用于慢性肝炎、胆囊炎、胆石症、胆道蛔虫症、肋间神经痛、胃溃疡、胃炎、胃肠神经官能症等疾病。

另外，还有一种观点认为：四逆散证的病机为少阴病寒热从化不全。当机体受邪以后，少阴发病，依据少阴水火两虚的偏重不同，病势向寒热两极从化，最终会形成少阴寒化证和热化证。四逆汤证为少阴寒化之证，但若病邪从火化热伤阴而阴虚阳亢，则出现一派热化症状。以阴虚阳亢和阴虚火热相搏两种为主：① 心烦、不得卧、口燥咽干、舌尖红、脉细数属阴虚阳亢，宜清热育阴的黄连阿胶汤。② 下利、小便不利、咳嗽、呕吐、口渴、心烦不得眠，用猪苓汤滋阴清热，分利水气。少阴热化当育阴，宜兼清热法。如少阴病寒热从化不全，则出现《医宗金鉴》谓之的"既无可温之寒，又无可下之热"。这是少阴病水火失调的又一种表现，它的病机亦可概括为阴遏阳郁，故治疗当采用四逆散之属。

关于四逆散的病机阐述及方义，历代医家众说纷纭，观其立论依据多为引经据典之考证，少有具体医案之分析。几百年来，医学在不断地进步，许多心源性休克、感染性休克、出血性休克等类似可产生少阴病四逆汤证的疾病经过有效治疗，患者的存活率、治愈率在不断地提高，这在古代医家是难以想象的。文首张氏治疗的多巴胺依赖的患者在临床上也时有出现。根据临床实际辨清四逆散证及四逆汤证有重要的临床意义，而其辨证要点可能仅在于胸腹温热还是寒冷，畏寒蜷缩还是不欲衣被，此亦中医诊病"见微知著"的精华所在。

十三、 栀子豉汤可视作伤寒温病之津梁

临床上很多患者感冒寻求中医中药饮片的治疗，而不是单纯中药成药，这是一个很好的现象，老百姓对于中医中药治疗感冒的功效都是认可的，也确实是受益的。其实对于中医医生而言，感冒是其学习中医辨证的第一个敲门砖，通过感冒不仅可以学习对实证的治疗，也对虚证的治疗有初步了解。比如虚人感冒中，有气虚的用玉屏风散，又有阴不足、汗源不足不能发汗的用加减葳蕤汤。对风寒、风热、暑湿、虚人感冒有一定的了解，对内科的辨证，甚至于对伤寒温病的辨证入门，都有益处，切不能忽略。

医生学习伤寒用麻黄汤、桂枝汤治疗感冒，随着时代的演变，后来温病学说出现，用到桑叶、菊花、金银花、连翘。笔者认为这个转变的过程中，栀子豉汤一直起着纽带的作用。

时年跟随张氏学习，可以看到桑菊饮、败毒散、银翘散，但印象最深的，便是《伤寒论》的栀子豉汤。笔者过去也经常感冒，总是请张氏处方开药，他给笔者的处方中也比较多见栀子豉汤。过去感冒治疗里不太看到用大青叶、蒲

公英，但是跟随张氏学习过程当中，看到大青叶、蒲公英，所谓抗病毒、杀细菌这样的药物出现在处方里。这也是与时俱进，随着时间的推移，认识加深，而有这些变化。

笔者认为栀子豉汤是有表，以及兼有里热证的时候，用起来是最恰当。《伤寒论》原文载："伤寒五六日，大下之后，身热不去，心中结痛者，未欲解也。栀子豉汤主之。"从药物组成上分析栀子豉汤，该方由栀子、豆豉组成，属足太阳阳明药。方中栀子味苦性寒，泄热除烦，降中有宣；豆豉体轻气寒，升散调中，宣中有降。烦为热盛，栀子苦寒，色赤入心，故以为君。豆豉苦能发热，助栀子以吐虚烦，故以为臣。两药相合，共奏清热除烦之功。在银翘散里就含有栀子豉汤，又是以栀子豉汤为主来使用的。

在运用栀子豉汤时，你可以对有汗、无汗就豆豉、豆卷加以区分运用，如欲加大发汗解表力度，可加用生姜，亦用于兼呕者；若有阴虚火盛，就这之上加一点生地黄、玉竹，亦可用于阴虚感冒，补充发汗之源；如老年肾亏者，感冒咽痛，但咽不甚红肿者可加玄参；如咽喉红肿疼痛，可加用赤芍药；这也都是张氏在用药时候的进退变化。

暑日感冒与栀子豉汤

夏季闷热，湿度比较大，倘若贪凉或吹空调等感受了风寒之邪，易表现为暑湿感冒。暑湿感冒多见于夏季，感受当令暑邪，暑多夹湿，暑湿并重，以发热、汗出热不解、鼻塞、流浊涕、头昏、头痛、头胀、身重倦怠、心烦口渴、胸闷欲呕、尿短赤、舌苔黄腻为主要症状。暑湿感冒是夏天特有的感冒，也就是老百姓俗称的"热伤风"。其发热和秋冬季感冒是有区别的，从症状上来说，风寒感冒、风热感冒、暑湿感冒都有鼻塞、流涕、发热，但暑湿感冒一般发热重、恶寒轻，患者没有寒冷的感觉，只是发热，出汗多但是不解热。治疗夏日之感冒，除了可用新加香薷饮等方外，其实亦可选用栀子豉汤化裁。

《伤寒论》原文载"发汗、吐、下后，虚烦不得眠，若剧者，必反复颠倒，心中懊恼，栀子豉汤主之。"伤寒汗吐下可致津液不足，而暑气最易伤津耗气。在津液阴液不足而有内热之象时，可表现为咽燥、口苦、虚烦不得眠、心中懊恼、胸中窒甚至胸中痛等表现。又暑多夹湿，临床可见痰在膈中、患者腹满、舌苔厚腻之象。

栀子豉汤可用于外感之热。夏日外感暑热之邪，热邪从皮毛而入，或为外感寒邪入里化热，若不及时驱邪外出或误治而使邪热入于胸膈，可阻滞胸膈气血，使经脉不得畅通。不通则痛，故可见胸痛；扰乱气机则肺之宣发肃降失常，故可见咳嗽；喘郁热逆传心包，扰乱心神，则可见烦闷懊恼、不眠等心神不宁的症状；而热邪灼伤脉络肌腠则可发生炎症；热迫血行则可见出血。栀子豉汤亦可用于内生之热、脏腑郁热传于胸膈之间，或心火无以制约而亢盛，古人云"诸邪之在于心者，皆在于心之包络"，故邪热传之以心包胸膈也。

发病者如为更年期妇女，或合并肝郁气滞者可加用柴胡、薄荷。薄荷亦有透暑解表之功。亦可合用《太平惠民和剂局方》之四七汤，方用半夏、茯苓、紫苏叶、厚朴，用于七情之气，结成痰涎，状如破絮，或如梅核，在咽喉之间，咯不出，咽不下，或中脘痞满，气不舒快，或痰涎壅盛，上气喘急，或因痰饮中结，呕逆恶心。

暑多夹湿，藿香、佩兰用于夏日化湿；伴有暑湿泄泻者，可将生栀子改为焦栀子，并加用荷叶、厚朴花化湿；胸脘痞闷加紫苏梗；鼻塞可加黄芩、辛夷。使用栀子豉汤的诸多变化窥测临证组方的诸多变化。当立足辨证的基础，根据病情的需要，考虑因时制宜、因人制宜，利用药物的七情，活用经典、经方。

十四、　心领神会，气定神闲

——心病治疗的三原则

心领神会、气定神闲是中国古典成语。前者出自唐代田颖《游雁荡山记》："将午，始到古寺，老僧清高延坐禅房，与之辩论心性切实之学，彼已心领神会。"后者出自《论语》言："见心见性，扩达勇敢，气定神闲。"

中医学源自古典哲学，因此人们所认识的医理、哲理和事理历来是相通相仿的，笔者将"心领神会，气定神闲"理解为：心统领而神会聚，气稳定则神闲适。故治病先治"心"，百病气为先。在把握首要原则之后还要注意，治心不唯心，心病还需心药医。

（一）治病先治心，心领神会

俗话说"心无二用""一心一意"，在中医理论看来，实则未必。中医有实体的心，亦有神明之心，中医的心不仅有解剖学意义的心，还有包括脑、血脉的"心系"。

又常说不可以"三心二意"，其实在中医理论中，生理上就有三个"心"、两个"意"。一为血肉之心；一为"任物之心"；还有一心当属四肢末端的手心、足心，即"在表之心"，足心涌泉之所在，肾经之起始，手心劳宫之所处，膻中为心之所居，此为反应全身状态之心。两个意，一为意识状态，是狭义的神的外在表现形式；二为"心有所忆谓之意"，此意为心中所怀，由此意念之所存产生志，根据志而衡量考虑叫做思，思考由近及远叫做虑，考虑后行事而产生智慧。

心具有接受外来信息和做出应答的功能，随着心境的不同，看到的世界也会大不相同。例如范仲淹在《岳阳楼记》中写道"至若春和景明……登斯楼也，则有心旷神怡，宠辱偕忘，把酒临风，其喜洋洋者矣。"时值范仲淹从副宰相之高位贬放邓州之时，本应"去国怀乡，忧谗畏讥，满目萧然，感极而悲"，却因其旷达心胸、神定自若，而写出了"不以物喜，不以己悲""先天下之忧而忧，后天下之乐而乐"的千古佳句。

早在《黄帝内经》中，就将心看作是人体精神力量的主宰和统领，称心为君主之官，主不明则十二官危，张景岳在《类经》中提出了"五志唯心所使"的理论，指出"心为脏腑之主而总统魂魄，并赅意志，故忧动于心则肺应，思动于心则脾应，怒动于心则肝应，恐动于心则肾应，此所以五志唯心所使也"。若心统帅得当，则心神聚守，《素问·六节藏象论》："心者，生之本，神之变也"。心领神会，若将领理解为统领，那便成为中医的认识，即若心统帅得当，则心神聚守，所谓"得神者昌，失神者亡"，若想让身体处于"盛世"，则需要有一位"明君"，故"擒贼先擒王，治病先治心"，使主明则下安。无论何病，通脉活络则周天畅运，养心安神而使五脏皆安，其实是要先考虑"神"的状态，以总领进一步用药。

（二）气为百病之先，气定神闲

《难经·八难》："气者，人之根本也。"治病当首重"气"，气是构成人体的最基本物质，"精、气、津、液、血、脉，无非气之所化也。"（《类经·脏象类》）气又是维持人体生命活动的最基本物质，"人之生死，全赖乎气。气聚则生，气壮则康，气衰则弱，气散则死。"（《医权初编》）"鼻受天之气，口受地之味。其气所化，宗气、营、卫，分而为三。由是化津、化液、化精、化血，精复化气，以奉养生身。"（《景景室医稿杂存》）

机体的各种生理活动，实质上都是气升降出入运动的具体表现。所谓人有三宝："精、气、神"，人的生命起源是精，维持生命的动力是气，生命的体现就是神的活动。"精神"指的是人的"心志","精气"指的是构成人体生命的精微物质,是原动力的总称,所以《素问·生气通天论》言:"阴平阳秘,精神乃治;阴阳离决,精气乃绝。"这也可以理解为:阳化气,阴成形。"阴"指构成人体正常功能的脏腑,阳指气的卫外固摄,若脏腑运化能力和机制正常,则"神清气爽",反之气涣散而神散。所以,气若定,神才能闲适,而神若安,气的运行才能正常。

常言"风为百病之长"。鉴于风病缘于气血失调,而气血又为人体一身正气之根本,气属阳,血属阴,两者之间相互依存,相互为用。故吴鞠通曰:"善治血者,不求之有形之血,而求之无形之气。"病之所生所变,无非气机,因此,治气应在百病之先。从广义的神而言,人体生命若想稳固,病机当责之于气,病位当责之于心,即以气为先,以心为先,此为人之根本。民间常言:心浮气躁、心高气傲、灰心丧气……足见心、气不可分。

(三)治心不唯心,心病心药医

心病的治疗不可只着眼于心,要想到心的本位,还要想到与心有关的气血阴阳,还要想到与心相关的五脏六腑。

治疗心病,亦不可唯独治心。其在血脉者,当重视心气、心血、心之阴阳的调和;其在神明者,当平调五脏之气,脏腑各有主气,各有经脉,各有部分;故其主病,亦各有辨证之不同。心血管病之病位在心,心病治心,毋庸置疑。然五脏相关,脏腑相通,各脏腑之间不仅在生理功能上相互依存、相互制约、相互为用,病理改变上也相互影响。

心病用心药,其意有三:一指顺气,二指安神,三指调畅情志。以心生一"悸"为例来说明。

心悸之病,《一得集》言:"痰郁久而化火,其升于上则怔忡眩晕",张三锡曰:"夫怔忡惊悸之病,或因怒气伤肝,或因惊入胆气,母令子虚,因而心血为之不足;又或遇事烦冗,思想无穷,则心君亦为之不宁,故神不安,而怔忡惊悸之所由生也。"神摇则悸动,所谓治惊莫若安心,治悸莫若顺气,气定则神闲逸致。对于相当部分的患者,常觉心烦、心慌、胸闷更替并见,有时无以区分,此为心之嘈杂。胃之嘈杂由积滞所致,心之嘈杂同样可以看作心结心积,积而为悸,而心中只有血脉流过,何来积物?乃气之不顺所致,故当顺。顺气是一个大概念,即是气机顺畅之意,包涵了理气、益气、降气、温气以及狭隘的顺气概念,朱丹溪云:"善治痰者,不治痰而治气,气顺则一身之津液,亦随气而顺矣。"

顺气之法，需要在顺应天时地气、掌握人之心性的基础上，施以药物的治疗，具体遣方用药各有侧重。花类药玫瑰花、月季花芳香醒脾健脾；梗类药如紫苏梗、旋覆梗、藿香梗理气宽中、化痰饮；厚朴、佛手、娑罗子理气宽中、和胃化湿开郁；青皮破肝气、解肝郁，陈皮理肝脾之气，主行脾气；八月札、柴胡、枳壳均理肝气，柴胡疏肝利胆，兼清郁热，枳壳、八月札行气除满、健运脾胃；瓜蒌皮行气除满、清热润肺、化痰开胸除痹、消散乳痈，适用于胸腹胀满；沉香降肺气、温脾胃肾气；紫贝齿、代赭石为矿石类，理气兼益气。

在心病治疗中，"温气"尤需拿捏分寸，《黄帝内经》云："劳者温之……形不足者温之以气"，又《素问·宣明五气》中记载："五藏所恶：心恶热。"王冰注：热则脉溃浊；寒则气留滞。故两者岂不矛盾？其实温气并不单纯的说用温热之药，而是说对于体虚劳累患者，温润和养以培元气。温润和养，可以补益药。从狭义的角度上讲，补益又有峻补与清补之分，峻补有人参、鹿茸之类，清补山药、党参、太子参之属，理气而兼有温气作用的如檀香、沉香、玫瑰花、大腹皮等。若用法得当，能获奇效，若失之偏颇，则加剧阴阳失衡。而广义的补益实则以祛病为补，疾病的总病机为阴阳失衡，气机失调，疗疾而使得一身之气顺畅，使得阴阳重归平衡即是补益。

心为火脏，心又恶热，指的是既要益气，又要清心。清心可选甘麦大枣汤，《经方例释》中曾言："此（甘麦大枣汤）为诸清心方之祖，不独脏躁宜之。"此外，清心清脉，还可用苦参清热燥湿；清心之法又如《伤寒论》的小陷胸汤用黄连清心等。

除了用药之外，医生还应该注重沟通和交流。对于大多数患者，使患者安静有利于病史的采集，使其安心静气有助于药物的疗效，对于一些有情绪诱因的患者，情志的影响一方面会扰乱对于真实病情轻重的判断，另一方面会影响病情的预后。故"心平"才得以"气和"，心病多由心事起，心病则气乱，气乱则神乱，神乱或烦，或悸，或晕，或恫，或怯，或不寐，故治疗当重心之根本，因此亟须详究有无情志诱因，问诊溯源、语言开导、心灵辅导皆为治疗之法。

十五、"脉痹"是中医认识心血管病的路径

世医皆通晓"心主血脉"之理，谓其有主血主脉之两义，然血行脉中、脉

为血府，心、血、脉三者，生理病理相生相依，不可分割。其中，不可忽视脉本身也是一个脏腑，除了运载身之气血，作为"奇恒之府"，其本身也会有气血阴阳虚实病变。脉若病，可导致心脏受累发为心疾，《备急千金要方·脉极》言："凡脉极者主心也。心应脉，脉与心合。心有病从脉起。"而脉腑病变之成因，可为心病之病因，《症因脉治》即言："心痹之症，即脉痹也。"另外，脉之病变可反应心之气血盛衰，诚如《四圣心源》所言："脉络者，心火之所生也，心气盛则脉络疏通而条达。"故心病可从脉观，心病可由脉防，同时亦可从脉治。

而脉之病，何以着眼于"脉痹"？痹者，或痛，或不仁，或寒，或热，或燥，或湿。其痛者因寒故也；其不痛不仁者，因久病荣卫之行涩，故不通不仁。其寒者，阳气少、阴气多之故。其热者，阳遭阴，故为痹热。若遇湿甚，阳少阴盛，寒湿两气相感，则见汗出。《黄帝内经》又言："（痹）在于脉则血凝而不流。"此与动脉粥样硬化等脉管疾病的临床表现相近，其中，动脉粥样硬化是心血管系统中最常见的疾病，同时也是许多其他心血管疾病的病理基础。因此，在临床诊疗中，宜将动脉粥样硬化等脉管疾病看作脉腑本身的病变，遵从《黄帝内经》相关"脉痹"理论，认识其发生发展从而指导临床诊疗。

（一）源自《黄帝内经》的脉痹理论

"脉痹"之名出自《素问·痹论》："风寒湿三气杂至，合而为痹也……以夏遇此者为脉痹。""诸痹不已，亦益内也"，其中"脉痹不已，复感于邪，内舍于心""心痹者，脉不通"。基于此，后世医家多认为脉痹之病因多由外邪乘虚外袭，留滞于内，致湿痰浊血，流注凝涩而得之。其外邪多责之于风寒湿，亦有医家认为"非偏受一气足以致之也"（《临证指南医案》）。到了明清时期，又补充了"热因"，《医门法律》里提到："湿热内淫，故筋挛脉痹。"另有医家从脉痹的临床表现上认为脉痹即热痹，《张氏医通》言："脉痹者，即热痹也，脏腑移热，复遇外邪，客搏经络，留而不行。"清代医家张聿青以脉痹作热痹治，主张辛温寒以通络泄热。

同时，医生还应考虑"非时之邪"和"内生五邪"致病。"非时之邪"如病毒、不合时令之寒热、污染等。"内生五邪"则可见肝阳、热极、阴虚、血虚、血燥所生之内风，亦可由阳虚所生内寒，脾虚不运、肾阳虚而不温煦所生内湿，或由津伤阴虚所生内燥、内热之邪，形成血瘀、痰浊等沉积脉壁，壅塞脉道，或因脉中之血、气、津液等发生变化，脉道失养，发为脉痹之疾。

脉痹之内因当责之于年老体衰、饮食失节、情志不遂。随着生活水平的提高，饮食因素尤其应当重视，膏粱厚味、烟酒无度，可损伤心脾，使痰浊内生，胶着于脉道，久而成瘀，甚则热毒内蕴，加重病情。这与诸多心血管疾病的发病是相类似的。古人亦有"多食咸则脉凝泣而色变""味咸而走血""血与咸相得则凝"的观点。西医学也证明了长期高盐饮食，可导致血管张力升高，阻力血管对体内交感神经的反应性增加，诱发或加重高血压。

"脉痹"之病机总属本虚标实。所谓邪之所凑，其气必虚，罹患脉痹之人总有体虚之本，《诸病源候论》提到："由人体虚，腠理开，故受风邪也……夏遇痹者为脉痹，则血凝而不流，令人萎黄。脉痹不已，又遇邪者，则移入心。"《证治汇补》认为："由元精内虚，而三气所袭，不能随时祛散，流注经络，久而成痹。"而其"标实"的一面宗于《黄帝内经》，血瘀为历代医家所重视，然而致瘀的因素或有痰，或有湿，或因热，或因寒，或见浊，或见毒，彼此互为因果。《临证指南医案》即言："湿痰浊血，流注凝涩而得之。"痰、瘀痹阻于心或脉络是心脉痹阻类疾病的病理关键，冠心病标实的一面实际是由高脂血症、冠状动脉粥样硬化所致，相当于中医学的痰瘀互结、血行不利的观点。而脉痹反过来又可以导致痰、瘀、浊、毒的加重，两者互为因果。这也好比动脉粥样硬化发生发展的过程中，血液中过多的有害脂质可以损伤动脉内膜，而被损害的动脉内膜又利于脂质沉积，两者互为影响，最后导致血流缓慢、血栓形成之病。所以，完整地认识、理解"脉痹"的病因病机，可以是中医认识心血管病的路径。

（二）"脉痹"也是认识众多病证的路径

脉属五体之一，五行属火，脉痹应心痹，与皮痹、肉痹、筋痹、骨痹并称五体痹。然而，脉沟通五脏肢体百骸，使血行于其中而不外逸，周而复始，如环无端，莫不贯通，发挥血液营养滋润及产生和维持神志活动的作用。又心主血脉、肺朝百脉、脾统血、肝藏血等脏腑生理功能的实现，脉在其中也起到了对血的承载、保护、运输通道的作用。所以，脉虽有独立的配属，但其实质与五脏六腑、皮肉筋骨皆密切相关，所以它也是认识众多病证的路径。

脉痹传为心痹，可谓是脉痹传变中的经典，但当知脉痹也可向其他脏传，如下肢深静脉血栓可并发肺栓塞，此为脉向肺传；随机性下肢动脉栓塞可并发代谢性肌肾综合征，多发性大动脉炎导致肾动脉狭窄，此为脉向肾传；血栓性浅静脉炎久病后门脉系统血栓形成，此为脉向肝传（李颖，王玉兴）。

《医宗金鉴》重论脉传六腑，现代临床中，亦可见脉传奇恒之府，脉痹致中风，即向脑的传变，患者发卒中后半身偏枯又可视为脉痹不已，传为筋痹的现象，故脉痹亦可向体痹转化。脉痹加重可发为脉痿，如《素问·痿论》云："大经空虚，发为脉痹，传为脉痿。"临床上可见到，下肢静脉曲张、脉管炎伴发血栓性浅静脉炎，动脉硬化症合并无脉症等。

因此，脉作为联系各个脏腑之间的纽带，亦有使疾病在脏与脏之间传变的桥梁作用，所以"脉痹"也可以是认识众多病证的路径。

（三）"脉痹"的治疗

"脉痹"在治疗上，气血阴阳，五脏六腑皆应考量，使得气顺则血畅，心安则五脏调和。根据脉痹本虚标实的病机特点，治疗从以下几方面考虑。

其一，痰瘀同治，通络泄浊。针对脉痹"血凝而不留"的病机特点，化瘀是历代医家对其治疗的总则。然而对于现代脉痹形成的病理过程，要明辨是否夹有痰、湿、热、寒、毒、浊之征象，痰瘀同治，根据其他病理产物及致瘀病因，进一步利湿、清热、散寒、解毒、泄浊以达到通络蠲痹的目的。然脉痹之人，有内虚之本，临床运用中，若非经验丰富者，应慎用大下之剂以防再伤正气。

其二，究其根源，补虚治本。对于脉痹的治疗，不可不考虑其本虚的实质。但须究其根源、明辨气血阴阳、分清脏腑病位，具体施治，不可妄补烂补。体虚之人，大致可分为两类，一为饮食起居情志失调致肝、脾、肺升降气机、产生和输布水谷精微的功能失调。《灵枢·营卫生会》曰："人受气于谷，谷入于胃，以传于肺，五脏六腑，皆以受气，其清者为营，浊者为卫，营在脉中，卫在脉外。"若饮食起居失常，则易导致脉中无营血滋养，脉外卫气不固，外邪乘机内袭。二为久病年老体虚致心、肺、脾、肾不足者。如心气不足，营卫失调，营不循脉，卫不御外，风寒湿邪乘虚侵袭血脉，以致虚处留邪，瘀阻脉道；脉痹的病机特点为脾肾虚为本，痰瘀同病。另有一类内虚，既不隶属于气血阴阳，亦不隶属于脏腑，而是注重于脉本身。或为年老体虚气血鼓动无力，瘀滞脉道者；或为血虚血浊或疾病致使脉道失养者；或为非时之邪、毒邪侵袭导致脉道损伤，而致脉虚发为脉痹。

其三，清疏外邪，条达气机。脉痹之发病，有外感的一面，脉痹复感于邪可内舍于心，对比今时发病或多或少，因为腠理不密外邪入侵而诱发或加重，故脉痹的治疗不可不重外邪的疏散，然而只可以辛平之剂轻清宣散，不可以大汗之法，否则又会加重正虚，以气机条达、助卫气输布于外为度。

十六、 无症状心律失常之本质为"心肌不仁"

临床上常常可以见到一类患者，辅助检查显示有心律失常，甚至有比较严重的心律失常，但是自身没有感觉，即可谓无症状性心律失常患者，无症状就没有主诉，也就没有中医辨证问诊的重要依据，只有西医学的客观指标，为中医的辨证论治带来巨大的困难。其实无症状即是此类患者的"症状"，也可以说，这种症状叫作"不仁"。为什么会没有症状？一般有两种原因。

其一，患者正气存内且较强盛，尚可以维持五脏机体间的正常功能，邪入心包发病，正气尚能抵御而不自觉。这种情况多见于年轻人或者体质相对较强者，但这类患者往往对于疾病的认识不足，对于自己的病情会有疏忽大意之嫌，为避免在不知觉间加重病情务必及时治疗。对于此类患者辨证可以根据其兼证辨其体质证型，治疗则首当祛邪。对于体质素虚、易感外邪者，此为先天不足，又金能生水，故补肺的同时兼疏风解表；便秘不畅的可予月季花、全瓜蒌、制大黄等通便以泻热除烦，但慎用大下之剂以免伤正之误。

其二则是因为正气虚衰，其不与邪气交争，故无症状。从西医的角度讲，往往见于久病多病的老年患者，或者为轻体力劳动者，机体需要的能量相对较少而不自知，或者因为其他更严重的疾苦掩盖了心悸症状，或者因为心律失常的发生是一个长期无症状的发展过程，对病变的适应也经历了一个漫长的反应能力降低的过程。但即使没有症状之苦，心律失常仍可引起严重的血流动力学紊乱，尤其对于器质性心脏病的患者更为明显。因此同样不能因为无症状而不予理睬，辨证也可以通过其他兼夹佐证进行，但要以扶正贯穿始终，久病多伤及脾胃，脾虚则痰浊内生，尤其对于老年患者，健脾益肾、利湿涤痰当为首要。

对于无症状的心律失常，在四诊合参的同时，还可以结合辨病论治，指导临床用药。例如老年中重度房室传导阻滞，多有以下几个特点：一则脾虚湿阻，或因年老体虚，或因劳力过度，或因忍饥挨饿，或因过食肥甘厚腻，导致脾阳受遏，运化失司，血湿停聚，化饮化痰，脾阳失健，运化水湿无权，以致津血水湿积聚化成痰浊，水为阴邪，阻遏阳气，胸膺不展，心体无用，发为缓慢型心律失常。二则心肾阳虚，心肾为火水之脏，坎离相济则心神安，心肾阳受遏则鼓动无力，心肾之阳又相互影响。三则气机不利，气机失降失调，中焦壅塞，心气乏源鼓动无力。四则痰瘀互结，痰、瘀血为气虚、气滞之病理产物，痰瘀交阻于脉中，又为致病因素，加之阳虚寒凝，痰瘀之邪沉积于脉道，进一步遏阻心阳。

笔者曾接诊一位患者黎某，女，65岁，24小时心电图（Holter）示有二度Ⅱ型房室传导阻滞，大于1.5秒的停搏6 432个，自觉无所苦，胃纳欠馨，二便调，夜寐安，苔薄白腻，脉细结，舌边有瘀暗。患者罹患二度Ⅱ型房室传导阻滞，却无所感更无所苦，临床辨证仅可依据脉舌与心电图所启示，遂选用炒党参、炒苍术、炒白术、砂仁、白豆蔻健脾利湿，厚朴、姜半夏、陈皮属理气化痰宽胸，灵芝草、景天三七益气活血化瘀，细辛、桂枝温通心阳，莪术、土鳖虫、水红花子破气血化久瘀，生黄芪、泽兰叶、泽漆益气利水化痰，使开心窍，交通心肾图治。

十七、 水气在水还在血

——兼论心病水气者利血利水之治不相弃

"血不利则为水"是《金匮要略·水气病脉证并治第十四》的著名观点，原文载："寸口脉沉而迟，沉则为水，迟则为寒，寒水相搏。趺阳脉伏，水谷不化，脾气衰则鹜溏，胃气衰则身肿，少阳脉卑，少阴脉细，男子则小便不利，妇人则经水不通，经为血，血不利则为水，名曰血分。"原文"血不利则为水"论述的是血分病，尤其是瘀血所致水湿停聚之疾患，临床上，据此理论以活血化瘀利水法治疗血行不畅或瘀血停滞导致的肝、肾、心系及妇科水气病疾患常获奇效。

（一）心病可致"血不利"而为水气病

《素问·经脉别论》云："饮入于胃，游溢精气，上输于脾，脾气散精，上归于肺，通调水道，下输膀胱，水精四布，五经并行，合于四时五脏阴阳，揆度以为常也。"基于此，水气病的发生与肺、脾、肾三脏密切相关，并与三焦、膀胱以及胃肠等多个脏腑的功能有关。关于水肿病，张景岳在《黄帝内经》"其本在肾，其末在肺"的理论基础上，结合自身临床经验，又补充了"其制在脾"的观点。乍看之下，无论是水液的代谢，还是水肿的发生，似乎与心并没有直接关系。

《金匮要略》提出了"血不利则为水"的观点。利，铦也；从刀；和然后利，从和省；《易》曰："利者，义之和也"。此解为"快，敏捷"之意，血不利，即指血流不快，血行不畅。然，何以令血不利？《素问·痿论》言："心主身之血脉"，指的是心具有推动血液在脉管中运行不息的作用，一指心与脉相连，一指心气与血运相关。

脉为血之府，是容纳和运输血液的通道。营气在脉中化血，《灵枢·邪客》云："营气者，泌其津液，注之于脉，化以为血。"脉又为奇恒之府，藏于阴而象于地，藏而不泻，对血液发挥着"壅遏营气，令无所避"（《灵枢·决气》）的作用；另外，血液对于脉道亦有濡养的作用，在《诸病源候论》中提出"血不利则为水，血薄与血浊皆能致水"。若心病导致脉道失养，或见营气无以化血，渗出脉外，潴留于脏腑、组织之间而为水病；或见浊脂内生壅塞脉道，血行不畅，"瘀血化水，赤缕外现，其水不去，势必不瘀之血亦尽化为水矣（《医门法律》）"；或见脉道约束无权，血液离经外溢，"失血家往往水肿"（《血证论》）。

气为血帅，心气充沛，则血运正常，五脏肢体百骸得以濡养，同时脉道的通利、血的运行有赖于气的推动，血行于脉中而不外溢又有赖于气的固摄作用。若心病导致心之气阳不足，鼓动无力，则血行缓慢渐而壅塞脉道，血行无力，甚见闭塞；若气之固摄失司，脉之内外营卫失和，则津液输布、代谢失常。

故脉和心气两者相辅相成，才能使营血正常运行，"血不利"则可以作为心病到水气病的一个中间机制。心主血脉生理功能的实现也是五脏功能的协同作用。

（二）与肺、脾、肾密切相关，水气病亦可致心病

文始引述原文中"寸口脉沉而迟""趺阳脉伏""少阳脉卑""少阴脉细"，提示肺、脾、肾有阳气不足之象，导致三焦气机升降出入失司。"盖阳气伤而不能运行，则营血涩而为肿矣"（《素问·生气通天论》），而肺、脾、肾之阳气与心阳又密切相关，其病机相互影响，转归相互转化。

肺主气，朝百脉，血之运行虽为心之所主，但有赖于肺气的推动，是为气血相依为用。肺气阳不足则脉内鼓动无力，脉外固摄失司；又心肺同居于上焦，心阳不足移寒于肺，张景岳释曰"君火之衰耳"，心火不足则不能温养肺金，肺不能温则无法化行津液。

脾阳不足，统血无权，则有血行失常之弊，又中焦无以受气取汁，变化而赤，故血无从生化，心无所主。若心阳被遏，脾阳无以生，中焦水液不得运化，聚湿成痰，痰水互结，在脉则阻塞脉道，在三焦则阻遏气机，互为因果，

加重病情。

肾主水，肾阳不足，温煦乏力，气化失司，清阳不升，精无以化血，水无以济火，又浊阴不降，水液糟粕内停。心阳不足，君火震慑无权，相火妄动，寒水上泛，水邪上冲。

心为君主之官，为阳中之阳，是以周身阳气不足，心阳不振、肺气鼓动无力、脾土统摄无权、内生血虚血寒、水亏阴寒内停，使"寒邪客于经络之中则血泣，血泣则不通"（《灵枢·痈疽》）。血不利，则为水，进一步加重水气病的发生。

水气病是指脏腑功能失调，津液运行障碍，致使水湿停聚，泛溢人体各部而形成以水肿为主要症状的疾病。水气病所指的病变不仅仅局限于溢于肌肤、按之没指、有形可证的水肿，还包括血行不畅、水溢于脉外导致的脏组织黏膜的充血水肿和由血脉深入体腔内的积液，如胸水、腹水、心包积液等。

由"血不利"所导致的水气病，但凡有心阳不足、血虚瘀寒之象，心阳不足是导致多种心系疾病的病机，《金匮要略·胸痹心痛短气病脉证治第九》就提出了著名的中医临床认识冠心病的主要病机："夫脉当取太过不及，阳微阴弦，即胸痹而痛，所以然者，责其极虚也。今阳虚，知在上焦，所以胸痹心痛者，以其阴弦故也。"心阳不振还可见于缓慢性心律失常、慢性心功能不全等疾病。心阳被遏，也可由水气病水邪上逆而来，发为心悸、唇绀、眩晕、胸闷之证；或水浊上犯，浊邪蒙蔽心包，出现昏迷谵妄、心神失守之证。

（三）"血不利则为水"指导心病的治疗

对于临床上以阳虚为主要病机，肿、悸、喘、闷为主要表现的心病患者，可从"血不利则为水"认识，以养心治气、活血温阳、五脏兼顾为治则。

首先，治气为先，温阳利水，活血化瘀。《温病条辨·论治血》云："治水者，不求之水之所以治，而但曰治血，吾未见其能治也。盖善治水者，不治水而治气……善治血者，不求有形之血，而求之无形之气。"《血证论》云："治气即是治水""调气即是治水"。故治气为先，血虚不利予补气生血，血寒不利予温气行水，血瘀不利予理气活血，兼夹痰饮者予温化之法，以气能生血生津、气能行血行津之理，但求气行则血行，气行则津液行，气行则水自消之功。

视患者情况根据轻重缓急择善而从之，水气为标中之标，常用葶苈大枣泻肺汤、麻黄连翘赤小豆汤等宣肺利水；"血不利"为标中之本，常用血府逐瘀汤、桂枝茯苓丸等活血、化瘀、消癥；"气阳不足"为本中之标，常用真武汤、苓桂术甘汤等温阳化饮；而针对一些具体的心系疾病加减配伍，心悸为主取用阳和汤，胸痹为主取用瓜蒌薤白白酒汤，胸脘痞为主取用泻心汤类，兼夹痰热加用小陷胸汤或黄连温胆汤，兼有气阴不足者取炙甘草汤、生脉散或增液汤等。而本中之本当责之于君主之官，心的功能。

其次，养心为要，兼洁净府，五脏同调。治病先治心，此似为霸道之法，但实则为求本之法，主明则下安，主不明则十二官危，故由血不利所致水气之病，治气使"气"定方得"神"闲，同时投以养心安神之剂，心为统领，"心"领则"神"会。临证常用半夏秫米汤化浊宁神、酸枣仁汤养血安神、甘麦大枣汤清心除烦等。

《素问·汤液醪醴论》提出了对于水气病"开鬼门，洁净府"的治疗原则，指通过发汗和利尿的方法来治疗水肿病。以健脾化浊、利血畅脉为治则，常用参苓白术散合萆薢分清饮等，温清并用。而针对具体的脏腑辨证，在肺则予宣肺、肃肺、补肺、利肺之剂，根据发病有无新感外邪，适当使用解表之剂，或表里双解之剂，如疏凿饮子。在脾则予实脾饮、胃苓汤等温中健脾，同时兼顾脾胃气机予以四君子汤健脾化湿之剂；在肾则根据肾阴、肾阳、肾精之不足选择左归丸、金匮肾气丸、二仙汤之属。同时佐以疏理肝气，五脏同调、疏利三焦、分清泌浊、通调水道，从而利水以助复健。

十八、 除却肝阳，土湿侮木亦系之于高血压

高血压属中医"眩晕""头痛"等疾病范畴。湿浊之邪导致眩晕，《黄帝内经》中早有记载，即"因于湿，首如裹"；《医林绳墨》对此做了进一步阐述："因于湿，首如裹；首者清阳之会，位高气清，为湿气熏蒸而沉重，似有物以蒙之也。"《医学传灯》则云："因于湿，首如裹。言湿邪初客，未郁为热，但觉蒙昧不清，如以物裹其首也。"说明湿浊蒙蔽清窍，可致头重如裹、头晕昏蒙。

《丹溪心法》中所言："无痰不作眩"，以及虞抟所倡导的"血瘀致眩"的观点，目前在中医对高血压病机认识中为人们日益所重视。而痰、瘀亦乃浊邪，并且与水湿的关系极为密切。清代赵晴初在《存存斋医话稿》中言："痰属湿，为津液所化。"说明痰、湿同出一源。而对于瘀血和痰湿的关系，清代冯兆张在其《锦囊秘录》中做了这样的论述："气血浊，则津液不清，熏蒸成

聚，而变为痰"；强调"痰者乃血气津液不清，熏蒸结聚而成。"清代姜礼在《风劳臌膈四大证治》亦言："血浊气滞，则凝聚而为痰。"

以上说明水湿内停，津液不归正化，水气上泛或水阻清阳，可致眩晕、头痛等症发生，若水聚湿凝，秽莝积聚，不仅造成水道日隘，脾湿酿成痰，痰瘀交阻，血脉不畅，可致脉道失柔，而变生诸证。正如清代何梦瑶在《医碥》中所记载："痰停积既久，如沟渠壅遏，瘀浊臭秽，无所不有。"可见，水湿痰浊之邪不仅与高血压的发生密切相关，也是病情进展的关键致病因素。清代费伯雄在《医醇賸义》中说："天一生水，乃至充周流灌，无处不到，一有瘀蓄，即如江河回薄之处，秽莝积聚，水道日隘。"即水湿内停，湿聚成痰，痰滞脉络，血行郁滞；痰瘀互结，日久，沉积于血府，导致脉道不畅、狭窄，则血压进一步升高，进而造成靶器官损害及各种并发症的发生。

强调湿浊在高血压发病中的作用，对于当代中医辨治该病有着十分重要的意义，因为湿浊存在于高血压发生、发展的一系列动态变化中，即"水湿内停—湿聚成痰—痰滞脉络—痰瘀互结—沉积脉道—脉道失柔—脉壁增厚—血府狭窄—血压升高"。湿浊之邪不仅是高血压发病的始动环节，而且贯穿疾病的全过程。因此，高血压辨治中不可忽视湿痰瘀浊的致病作用。

（一）湿浊产生，当责之脾胃功能障碍；土湿侮木，则重在肝脾不调

湿浊之邪产生与脾胃关系最为密切，正如《黄帝内经》所载："诸湿肿满皆属于脾"，冯兆张亦提出："痰之动湿也，主于脾。"

随着社会的发展，物质生活水平的提高，饮食结构的改变，高脂肪、高蛋白、高糖等肥甘厚味之品过量摄取，最易导致脾胃受损，脾虚失运。一则湿浊内生，横格中洲，浊阴不降，上蒙清窍，遂发眩晕、头痛等症，出现血压升高。正如清代王士雄在《潜斋医话》中言："饥饱劳逸，皆能致疾。肥甘过度，酒肉充肠，必滋秽浊，熏蒸为火，凝聚成痰，汨没性灵，变生诸疾。"二则脾失健运，水湿内停，留滞中焦，升降失司，土湿侮木，进而影响肝脏气机的畅达；肝脾不调，木郁不达，久之化火，火升风动，夹湿痰瘀浊走窜，扰动清窍则头晕、头痛；痹阻经络则肢体偏废；闭滞心脉则胸痛等，诸症由生。

（二）高血压辨治，驱邪为先，顾护中土，兼调五脏

在对高血压的辨治中，勿忘张子和"因邪致病，先论攻邪，邪去则正安"的观点，其所倡导"治病以驱邪为先""邪气去而元气自复"治病之论。故

而，处方用药中又注意时时顾护脾胃之气，因"安谷则昌，绝谷则亡""内伤脾胃，百病由生"。治病用药，时刻注意攻邪之剂不伤脾胃，补益之剂不碍脾胃。

针对促进高血压发生、发展的重要病理因素"水湿痰浊"，强调对本病的辨治应分清表里上下，审查寒热虚实，虽然以攻邪为先，重在化痰湿、除瘀浊，但寓补于中，攻补兼施。因浊邪产生，必夹有脏腑之气血、阴阳、津液等亏虚，若徒以燥湿消痰为事，则耗伤正气，药助病邪，加重病情。

十九、"金不制木"与情绪相关性高血压

情绪变化与高血压发病的关联已成为中西医同道的共识，然而众多医治高血压方药不乏以平肝潜阳、平肝息风作为常规方，以天麻钩藤饮方为代表，常用药如天麻、钩藤、石决明等。然而，临证中有部分高血压患者，虽然看似证属肝阳上亢，但采用平肝潜阳法或平肝息风法治疗后，其血压、症情并未得到有效控制。针对这类患者，倘若改以佐金平木法治疗，患者不仅血压得以下降，同时相应临床症状亦得以改善。

《素问玄机原病式·五运主病篇》："所谓风气甚，而头目眩晕者，由风木旺，必是金衰不能制木，则为之旋转。"提出"金衰不能制木"的病机。金元四大家之一刘完素在其《河间六书》中云："风气盛而头目眩晕者，由风木旺，必是金衰不能制木，而木复生火，风火皆阳，阳多兼化，阳主乎动，两动相搏，则为之旋转。"由此可见，金衰不能制木是导致眩晕发生的重要原因之一。

刘河间不仅明确指出"金衰"是导致肝木风疾发生的重要原因，并提出促使"脏气平和"是治疗本病的宗旨。刘河间在《素问病机气宜保命集》中明确指出："凡病肝木风疾者，以热为本，以风为标，故火本不燔，遇风冽而焰。肝本不甚热，因金衰而旺，肺金不胜心火，木来侮金，故诸病作矣。其为治也，燥胜风。"同时又指出："中风偏枯者，由心火暴甚，而水衰不能制，则火实克金，金不能平木，则肝木胜而兼火热，则卒暴僵仆……故此脏气平则敷和，太过则发生，不及则委和。"由于肝为风木之脏，相火内寄，体阴用阳，其性刚烈，主动主升，故叶天士在《临证指南医案》强调，对于肝风一症"全赖肾水以涵之，血液以濡之，肺金清肃下降之令以平之，中宫敦阜之土气

已培之，则刚劲之质，得为柔和之体，遂其调达畅茂之性，何病之有"。而关于治法，"辛甘化风、甘酸养阴、清金平木种种之法，未能备述"。由此可见，采用清金之法可促使肝木和平。

佐金平木法治疗高血压同样是针对"金衰不能制木"，即肺金功能低下，不能制约肝木，以致肝阳上亢或肝火上炎等而导致的一系列病证。但佐金不仅是清金，还是指采取各种方法辅佐、帮助、促进肺脏功能恢复正常。因此，佐金具有辅佐、帮助、促进之意，临床所采用的清肺、宣肺、肃肺、润肺等方法均为佐金法。平木也不仅是平肝，还是和平之意，"使肝木和平"。《素问·至真要大论》载："谨守病机，各司其属，有者求之，无者求之，盛者责之，虚者责之，必先五胜，疏其血气，令其调达，而致和平。""平木"一方面是指通过佐金以平木，另一方面则是通过采取疏肝、泻肝、镇肝、养肝等方法达到肝木血气之调和。正如《读医随笔》所云："和肝者，伸其郁，开其结也。或行气，或化血，或疏痰，兼升兼降，肝和而三焦之气化理矣。"又言："平肝之法，乃芳香鼓舞，舒以平之。"若论及平肝，无论何证，动辄苦寒清降不仅不能达到肝和的目的，反而南辕北辙，大相径庭。亦如周学海所说："肝气愈郁愈逆，疏泄之性横逆于中，其实者暴而上冲，其虚者折而下陷，皆有横悍逼迫之势而不可御也。必顺其性以舒之，自然相化于无有。"《王旭高医书六种》载："清金制木，肝火上炎，清之不已，当制肝，乃清金以制木火亢逆也。如沙参、麦冬、石斛、枇杷叶、天冬、玉竹、石决明。"从中可见，清金之品多具有养肺润肺作用，以使肺脏清虚，恢复其宣发、肃降功能，制约肝木。

虽然高血压与肝的关系较为密切，但是在分析肝之阴阳失调时，应注意"肝主升、肺主降"在调节气机升降方面发挥的重要作用。临证中勿忘"肝肺同治"，对于"肝火犯肺，金不制木，风火上炎者，当息风化痰，清金制木"。依据肝、肺两脏的生理功能及病理特点，结合高血压患者发病的实际情况，将清金制木发展为佐金平木法，具体从以下两方面论治。

一则为宣降肺气，清肝泻火。肺主一身之气，而肝主疏泄，条达气机。肺为娇脏，不耐邪侵，一旦邪著，则失其清肃降令，以致肺气郁闭，进而导致肝气不畅，气郁日久，化火生风，扰动清窍，出现头晕目眩、血压升高等。由于肺气郁闭，不能宣发卫气达表，临床还可出现畏风怯冷、鼻塞等症。因此，佐金即为宣降肺气，平木则为清肝泻火。临证常选用炙瓜蒌皮、枇杷叶等宣降肺气，桑叶、菊花、牡丹皮、栀子等清肝泻火。

二则为清肺润肺，平肝养肝。肺为气之主，主皮毛而居上焦。肝火上炎，循经犯上，一者可出现头晕目眩、血压升高，二者上焦气壅，肺气不利，也可出现咳嗽、短气，甚者喘促，或有咽干鼻燥、颜面红赤。对于此类高血压患者，多采用清泄肺热法以平和肝木，同时配合应用泻肝、养肝之品。其中佐金亦为清肺润肺，而平木可视为平肝养肝。常选用桑白皮、地骨皮、黄芩、南沙参、天冬、麦冬、沙参、百合等清肺润肺；天麻、钩藤、女贞子、墨旱莲、沙苑子等平肝养肝。

二十、"温振运理"综合论治慢性心力衰竭

慢性心力衰竭时常见呼吸困难、乏力、水肿等症，多视作"心悸""喘证""水肿""心水""胸痹""痰饮"等病证的范畴。慢性心力衰竭发病过程比较长，且致病因素众多，故其病机错综复杂，常见本虚标实夹杂，而以心肾阳气不足为本，笔者多主张运用"温振运理"法综合医治慢性心力衰竭。

《素问·痿论》云："心主身之血脉。"心为君主之官，五脏六腑之大主，全身气血的通畅运行取决于心主血脉的功能。心属火脏，为阳中之阳，心之阳气有温煦及推动作用，心主血脉功能是否正常取决于心之阳气的多少。唯有保持充沛的心之阳气，才能振奋心神，温运血脉，从而使全身气血畅达；一旦心气不足，心阳不振，则气血失于温运，心血瘀阻，甚至寒凝血脉。慢性心力衰竭多见于各种慢性心系疾病的严重阶段，迁延难愈，心体病久则心气亏虚。气虚为阳虚之渐，阳虚为气虚之甚，心气亏虚可累及心阳不振。两者均可致气血运行不畅，从而出现胸闷、面色少华、舌唇紫等阳虚瘀阻之症。

肾乃水火之宅，为元阴、元阳之所在。《景岳全书》云："五脏之阳，非此不能发。"肾阳为全身阳气之根本，各脏腑活动均有赖于肾阳的推动、温煦作用，而肾阳的气化作用又可调节全身津液的输布，保持津液代谢的正常运行，还可摄纳肺吸入的清气而起到调节呼吸的作用。《类证治裁》云："肺为气之主，肾为气之根，肺主出气，肾主纳气。"故一旦出现肾阳不足，气化摄纳失司，则见浮肿、尿少、气喘等症。《医学衷中参西录·治喘息方》云："心有病可以累肺作喘，此说诚信而有证……由是言之，心累肺作喘之证，亦即肾虚不纳之证也。"心阳居于上焦为君火，肾阳位于下焦为相火。上焦之君火，犹如红日当空，主宰全身；而下焦之相火，又为阳气之根本；心肾上下既济、相火旺盛，则心阳振奋、心气充沛；心阳充足，则相火亦旺。慢性心力衰竭病程既久，导致心气不足，损及心阳，则君火、相火失于相济，且"久病及

肾"，致肾阳亦亏，肾不纳气，气化失司；而相火不足又可导致心阳更虚，甚至心阳虚脱。

本病病机以水瘀内停为标，除了心肾阳气不足之外，脾虚失运亦为水湿内停的重要因素。《素问·至真要大论》云："诸湿肿满，皆属于脾。"脾居中焦，五行属土，主运化水湿。脾运对于人体水液代谢有重要作用，而脾之健运取决于脾气升清及脾阳温运的作用，脾阳又有赖于肾阳的温煦，脾失健运则致水液潴留而为病。慢性心力衰竭日久，心阳不振，火不生土，致脾虚失于运化，复兼肾阳不足，脾阳亦虚，则水湿内停而见水肿，而湿困脾阳又致水湿更甚，病势缠绵。《医林改错》云："元气既虚，必不能达于血管，血管无气，必停留而瘀。"气为血之帅，气行则血行，气虚则血瘀。慢性心力衰竭日久，心气亏虚则推动血行不力，瘀阻脉道；久病累及心阳亦虚，则阴寒内生而加重血瘀。《金匮要略·水气病脉证并治第十四》云："血不利则为水。"血瘀既久，阻滞脉道，复兼脾肾不足，致水液运行不畅，水湿停聚发为水肿。而水湿内停日久又会加重瘀血，水湿、瘀血相互夹杂，又致气机阻滞，升降失司，从而使脏腑亏虚，心肾阳气更衰，病情迁延加重。

根据慢性心力衰竭的上述病机，提出了"温振运理"的综合治疗方法，即"温补心肾，振奋阳气，助脾运化，理血行水"诸法兼施。其中又以温补心肾之阳气为根本，而运用温阳之法时尤应注重温补元阳，唯有元阳旺盛，才能使心阳振奋，推动心血畅行；且命门火旺，还能温运脾阳。水湿为阴邪，得阳始化。

用药首选附子，取其补肾温阳通脉之功，且其性善走，可通行全身经脉，上补心阳而温通心脉，中助脾阳运化水湿，下温肾阳而益火之源。同时辅之以鹿角片，取其温补肾阳、补血活血之功。两药相合，温补心肾之阳气，使阳气来复，水瘀得消。《素问·阴阳应象大论》云："壮火食气，少火生气。"故运用温阳药需注意用量变化，切忌过于温燥，恐有耗气伤阴之弊，淫羊藿、巴戟天等温而不燥之品亦为临证所喜用。而对于病变日久，阳损及阴所致阴阳俱虚者，还可酌加滋阴之品，如黄连阿胶汤等。

至若补益脾土，其一在于通过补益脾气，助其运化，使水湿得消；其二在于脾为后天之本，"治病必顾脾胃勇怯"，唯有脾气健运，才有助于药物及食物的吸收，从而起到扶正祛邪的作用，用药选用党参、苍术、山药、莲子等补脾药物。此类药物在补气益脾的同时，兼具燥湿利水之功。同时酌加陈皮、紫苏梗等理气之品以助运化。

在慢性心力衰竭的过程中，瘀血、水湿既为心、肾、脾虚的病理产物，随着病程的进展，又作为一种致病因素使病情不断加重，故必须同时结合理血行水，以消除瘀血、水湿，使气血通畅，阳气复苏。

活血化瘀药常用景天三七、川芎、水红花子、丹参、姜黄、莪术等。景天三七既能活血散瘀，又具宁心安神之功。利水化湿药常用茯苓、猪苓、防己、泽泻、玉米须等。《用药心法》载："茯苓，淡能利窍，甘以助阳，除湿之圣药也。味甘平补阳，益脾逐水。"此外，葶苈子取其泻肺平喘、利水消肿之功。《本草经百种录》载："葶苈滑润而香，专泻肺气，肺如水源，故能泻肺即能泻水。"现代药理研究发现其具有强心、利尿作用。白果具有养心定喘之效。考虑"血不利则为水"的致病因素，临证应以理血为先，结合行水之法，但用药切记"以平为期"，慎用峻猛攻伐之剂，以免耗损正气。

二十一、　五脏六腑皆令人悸，非独心也

心悸之为病，脏腑功能失常为本，心脏失养为标，心悸虽病位在心，但不可拘泥于治心，五脏六腑之间气血相关，是个不可分割的整体。《医贯》有云："凡脾胃肝胆，各有一系，系于心包络之旁，以通于心。"根据中医五行生克乘侮的关系，肝、脾、肺、肾分别可以导致心悸的发生，然而一脏的病理变化又可以导致他脏的变化成为心悸发病的复合因素，即脏腑致悸的多元性、相关性和复杂性，所以笔者力主"五脏六腑皆令人悸，非独心也"的观点。

（一）新起心悸，其治多在肝、脾、肺

轻证心悸，病位在上中二焦，可以单一发病，可以二三脏器复合发病，可以有表里脏腑同时发病，还可以在三者之间进行传变更替，逐步加重。此因为肺居于心之上，肺气有养，则清肃之令下行，足以制肝木之旺，肝木不敢下克脾土，脾土得令，自能运化以分津液而上输于心，而后心君安静无为。若肺金失令，则肝木寡畏，以克脾土，脾土为肝所制，事肝木之不暇，无以上奉于心；心无脾土之输，而肝木又旺，妄自尊大，不顾心君之子，此心所以摇摇靡定，发为心悸怔忡之病。

1. 肺与心悸　肺主气司呼吸、主宣发肃降。如肺金失令，或肺气虚衰，宗气不足无以贯通心脉助血运；或卫外不固，易感外邪，扰乱气血，气机升降反常；或外邪内舍于心，痹阻心脉，血运受遏发为心动不宁。从肺论治者，心

肺气虚宜用补肺汤，新感外邪或余邪留恋的，宜用银翘散；肺热未尽内扰心神的可用泻白散。病毒性心肌炎多为肺卫不固，六淫之邪侵犯心经，先损心之"体"，继损心之"用"，邪滞不去，瘀阻脉络，气血失调而致心律失常。治疗中既要祛邪，又要化瘀，兼顾气血，同时还不能忘记扶正固表。

2. 肝胆与心悸 肝木为心火之母，木性温暖，火伏其中，钻灼而出，肝血以济心，肝主疏泄，调节气机以利心主血脉。另外，肝藏血而含魂，心主血而藏神，肝的疏泄功能正常，肝气条达，则血气和顺，心情舒畅。此外，肝与情志最相关，临床上也多遇到因为情志怫郁发为心悸者，《古今名医汇粹·病能集·怒伤肝证》言："（肝气）乘于心者，则病心跳怔忡。精神恍惚，夜卧不安，或烦躁口渴，或吐血"，因此若木火旺及心火，心火燔燃则可见狂躁易怒，心神不安发作心悸。

胆既是六腑之一，又属奇恒之府，其为中正之官，决断出焉。若胆气怯弱，惶惶不安，则心气不定，心之神明不宁，导致心悸。清代医家罗美认为：惊悸者……皆不外乎心、肝、胆过劳伤触而致者也。张三锡曰："《内经》云：心者君主之官，神明出焉，夫怔忡惊悸之病，或因怒气伤肝，或因惊入胆气，母令子虚，因而心血为之不足；又或遇事烦冗，思想无穷。则心君亦为之不宁，故神不安，而怔忡惊悸之所由生也。"

若从肝胆论治，心虚胆怯，当益气养心，镇惊安神，方用安神定志丸。肝气郁滞、肝郁化火者，当条达肝气，平肝息风潜阳，疏肝泻热，方用龙胆泻肝汤。又有肝肾阴虚者，当以滋养肝肾，方用一贯煎。

3. 脾胃与心悸 心与脾胃生理、病理上均多相关，心属火，脾胃属土，两者存在着火土相生的母子关系，相互滋生，相辅相成。有云"子能令母虚，母能令子实"。心主血脉、脾主运化，若脾气虚弱，运化失职，气血生化乏源，可致血虚而心无所主，从而出现心悸、失眠等症状。心气以通为顺，胃气以降为和，心气通则胃气降，胃气滞则心气逆，出现心悸症状。脾胃功能失司，化浊生痰，痰热与痰湿互结，促成新陈代谢紊乱发为心悸，古籍有言："大抵怔忡、惊悸、健忘三者，名虽不同，未有不由心血不足，脾气虚弱，积饮停痰而成此症。"

心与胃位置相近，经络相通，神志相关。心居膈上，为君主之官，胃居膈下，为水谷之海，仅一膜之隔，病理上两者常相互影响，甚至混淆。《素问·六元真纪大论》说："木郁之发，民病胃脘当心而痛"，此并非"心痛"，实则"胃痛"；也因此后世评说张仲景创"泻心汤"类，方名泻心，实在为"泻胃"。至于心悸病而言，常有病患主诉心慌烦躁，实则为胃中嘈杂不安；亦有食入后即觉心慌者，此因受纳过度不降反逆者；《素问·平人气象论》曰："胃之大络，名曰虚里，贯膈络肺，出于左乳下，其动应衣，脉宗气也。"《灵枢·经别》又云："足阳明之正……上通于心"明确指出了胃之大络与足阳明胃经经别都与心脏相通；胃络通心，如果胃的功能正常，气血生化充足，有利于心主神志功能的发挥，反之则可出现心悸、失眠、坐卧不安等情志精神方面的改变，所谓"胃不和则卧不安"即是由此。

从脾胃论治，多见心脾两虚及食滞胃脘。心脾两虚者多用归脾汤，加安神药；食滞胃脘者以消导为主，方用保和丸加减。且用药顾护脾胃常以砂仁、豆蔻、木香理气，藿香、佩兰、紫苏梗等化脾湿，玉竹、北沙参、石斛等养胃阴，黄芪、党参、白术等益脾气。古方半夏秫米汤非仅为不寐而设，其在治悸方药之中亦有一席之地。

（二）久患心悸，其治必延及肾

心在上焦，属火，肾在下焦，属水。心阳下制于肾，使肾水不寒，肾水上达于心，涵养心阴，使心火不亢，心火和肾水相互制约、协调、依存，彼此交通，保持动态平衡。《中藏经》说："火来坎户，水到离扃，阴阳相应，方乃和平。"又说："水火通济，上下相寻，人能循此，永不湮沉。"张景岳曰："命门为元气之根，为水火之宅，五脏之阴非此不能滋，五脏之阳气非此不能发。"所以治心的同时必须结合治肾。若因肾精不足或心火扰动，心肾失去协调关系，则发为心肾不交，症见心悸心烦、失眠不安、眩晕、耳鸣、健忘、五心烦热、咽干口燥、腰膝酸软、遗精带下等诸症。

《素问玄机原病式》曰："因水衰火旺，其心胸躁动，谓之怔忡。"《景岳全书》中曾提到："凡治怔忡惊恐者，虽有心、脾、肝、肾之分，然阳统乎阴，心本于肾，所以不上宁者，未有不由乎下，心气虚者，未有不由乎精。"临证应注重顾护颐养肾气，肾水充足，一则上济于心，使得水火既济；一则上输于肝木，肝体阴而用阳，得肾水滋润，则情志条达，母安子宁，心神安定。

肾之功能失常导致心悸的，亦不可忽略心包络，心藏君火，肾与心包同藏相火，《黄帝内经》有云："心者，五脏六腑之大主，精神之所舍也，其脏坚固，邪弗能容也。容之则心伤，心伤则神去，神去则死矣。故诸邪之在于心者，皆在于心之包络。"《素问玄机原病式》中有关于肾不足，导致相火妄动，邪留心包络致悸的精彩描述，曰："然悸之为病，是心脏之气不得其正，动而为火邪者也。盖心为君火，包络为相火，火之为动，阳主动。君火之下，阴精承之；相火之下，水气承之。夫如是而动，则得其正，而清净光明，为升之气也。若所乘，则君火过而不正，变而为烦热，相火妄动，既热且动，岂不见心悸之证哉？"此原文中所言阴精、水气指的是肾气肾精，与心包相火皆属阴，又言"况心者神明居之，经曰两精相搏，谓之神。又曰：血气者，人之神。则是阴阳气血在心脏，未始相离也。今失其阴，偏倾于阳，阳亦失其所承而散乱，故精神怔怔忡忡不能自安矣。"

从肾论治者，心肾不交者总以交泰丸为基础；心肾阳虚者予以温补肾阳之品，使五脏之气得以温煦，心阳振奋，心搏有力，驱脉中阴寒之邪，常用右归丸、桂枝甘草龙骨牡蛎汤、二仙汤。对于肾阴不足者，可选用左归丸、二至丸等滋肾阴之方药。对于肾元之培补，若非阴阳偏差特别明显者，多从肾精入手，正所谓"形不足者温之以气，精不足者补之以味"。故多用滋腻，或血肉有情之品。

治心悸之时，毋忘中医药治妇人悸的优势。女子胞与心悸之关联亦颇密切。女子胞发生月经，主持孕育，是一个复杂的生理活动过程，其与心及余众脏器最为密切相关的介质莫过于"血"，《济阴纲目·调经门》说："血者，水谷之精气也。和调五脏，洒陈六腑。在男子则化为精，在妇人则上为乳汁，下为血海。"因此女子胞的正常功能发挥，与心、肝、脾、肾的功能皆密切相关，心神失养、内伤情志可能导致月事及受孕功能失调，反之，女子胞之气血失调亦可叨扰心神发为心悸。《傅青主女科·产后编（上卷）·产后总论》言："夫产后忧、惊、劳、倦、气血暴虚，诸症乘虚易入，如有气毋专耗散，有食毋专消导……怔忡惊悸，生化汤以定志。"并在产后诸症治法中专立《怔忡惊悸第三十》篇论述产后心悸的治法。笔者在临床也多见患者因月经病、带下病、怀胎时、产后之疾来诊，尤其妊娠前后患心中悸，届时以中药相伴者不少，多从阴阳、虚实入手，尤重气血、冲任，心、肝、脾、肾同治，治病安胎相顾为衡，能助母子相安，不乏案例。

二十二、 甘麦大枣汤之用莫小觑

心悸是一种自觉心脏跳动的不适或慌张感，心悸时，心率可快，可慢，可伴或不伴有心律失常。一些器质性心脏疾病如冠心病、风湿性心脏病、高血压心脏靶器官损害、肺源性心脏病、各种心律失常，全身疾病如贫血、高或低钾血症、功能性的心脏神经官能症都可以出现心悸。

然而，临床中可见到的"无疾病"的心悸，即"有症状、无心律失常"的心悸发病越来越多，这与现代人体力活动减少、生存工作压力增大等因素密切相关。对于此类患者的治疗，中医药却占有相当的优势。鉴于历史悠久的中医理论较早认识到引起心悸的主要原因不外乎血脉运行的障碍以及情志思维的异常，其理法方药则更是百家争鸣、源远流长，对于心悸病应结合现代人的生存环境、生活方式、体质进化的改变，从天、地、人的宏观角度进行三因制宜的辨证论治，当视为合乎经典的思维模式。

甘麦大枣汤一方出自《金匮要略·妇人杂病脉证并治第二十二》："妇人脏躁，喜悲伤欲哭，象如神灵所作，数欠伸，甘麦大枣汤主之。"功能养心安神，和中缓急，主治脏躁。在临床运用中，用于"心悸病"的治疗收得良效，其中微妙未及尽悉，窃得体悟些许在此笔记。

从病因上看，心悸之为病有体虚久病，心失所养者，有情志刺激，损伤心脾者，有感受外邪，损伤心脉者。甘麦大枣汤尤其适用于情志偏盛之心悸的治疗。"情志偏盛"含义很广泛，大致可分为因虚致病和本虚标实致病。因虚致病的，可因忧愁思虑，心脾两伤，营血不足；或因失血过多，心失血养，神不守舍；或因肝肾亏虚，营养失调，虚火上扰。若体质久虚或者情志素激，又可化生标实之象，或久郁化火上扰心神，或化火熬津成痰，痰火上扰心神。

心为君主之官，主明则下安，主不明则十二官危，又心主神明，故无论从神乱而悸还是从悸而神乱，皆应注重安神，使神完气充则惊悸可除。甘麦大枣汤具有甘润滋养之性，而透过使用甘麦大枣汤的表象，实际看到的是调畅情志的治则，而在此指导之下，或养心，或重镇，或开宣肺气，或泻肝火，无疑是条达情志的方法之一。原方另可配用柏子仁、酸枣仁补肝，养心安神；合欢皮、夜交藤治心烦失眠；百合、生地黄养阴安神助眠；淮小麦、麦冬养阴清热，润肺清心；知母、黄柏清虚热养心安神；白果、佛耳草、老君须、瓜蒌皮、远志化痰安神；仙鹤草、茯苓、泽泻泄浊安神。所谓"胃不和则卧不安"，故用四君子汤合半夏秫米类健脾安神；一贯煎滋阴疏肝安神等。重者以重镇安神之品，多为矿石类药物，但需用药慎重，中病即止。

《经方例释》中曾言："此（甘麦大枣汤）为诸清心方之祖，不独脏躁宜之。"

胡建华在其1979年撰写的《学习程门雪老师对百合等病的论述和临床经验》一文中记载了程氏这样一段话："甘麦大枣汤是一张治心病、养心气、泻虚火的好方子，也是肝苦急，急食甘以缓之，损其肝者缓其中的好方子。如果进一步与百合地黄汤同用，来治疗不宁、精神失常的一类疾病，更有殊功。"

又说："脏躁症，喜悲伤欲哭，象如神灵所作，不仅见于妇人，也常见于男子。百合方之治百合病，淮麦甘枣汤之治脏躁症，均为万不可废之方，非仅妇科专方。"并说："叶天士最赏识此方，在甘缓和阳熄风诸法中，用之最多，散见于肝风、虚劳、失血等门内。凡见头眩、心悸、胸闷等症状时辄用此方加味。"笔者喜用甘麦大枣汤，或多或少在一定程度上受到了程氏的影响。

关于脏躁，有些医家或将其狭隘的看作"妇人病"或理解为"更年期综合征""神经官能症"。其实脏躁者，脏阴不足也，精血内亏，脏器失于濡养，虚火内动，扰动心神，以致脏躁，故肝、脾、肺、肾阴不足皆可致病，阴血不足为脏躁之本，外在表现可见于情绪波动，亦可仅见于心悸怔忡之象；故在治疗中应注重养血滋阴，甘麦大枣汤甘润平补、养心调肝，《金匮要略论注》曰："小麦能和肝阴之客热，而养心液，且有消烦利溲止汗之功，故以为君……盖病本于血，必为血主，肝之子也……肺脏润，肝气调，躁止而病自除也。"治疗中若见阴虚火旺症状明显者，常配合使用百合地黄汤滋阴清热；若症见夹痰者，加用温胆汤加味；若见肝肾不足者，可加用二仙汤加减。二仙汤作为时方同样是治疗脏躁的好方子，然二仙汤中仙茅、淫羊藿、巴戟天是温补肾阳之良药，黄柏、知母二药滋阴清热，当归养血活血，该方调和阴阳之功效，适用于阴阳不平衡所导致的各种病证，如汗证、眩晕、胸痹等，故亦非脏躁专属。

所以，宏观来看，甘麦大枣汤的运用且不止于此，涉及的疾病可以是有心悸、不寐、脏躁、眩晕、胸痹、自汗、耳鸣、虚劳等，只要是符合脏躁病机的皆可运用。虽然临证应用的病证不同，但在异病同治时，患者病情大多具有以下特点：无性别、年龄限制；男女、老少均可，年龄小者3~5岁，年高者80~90岁；病程上则病情易反复，但在治疗中无逐日加重趋势；临证主诉症状复杂，重点不凸显，涉及多个脏腑，多有心悸、头晕，或乏力、少寐。发病病机又多彰显为心气不足，心神不安，凡此种种者皆可适用，抑或作为基础方加减运用。

从病位上看，心悸提示心有疾，故病位自当在心，但须知，若情志不遂，忧思过度最先犯脾，情志偏盛，思虑过度，或劳伤心脾，阴血暗耗，生化无力，气血亏虚，心失所养而悸，或心脾气机郁结，气结津聚为痰，痰郁化火，上扰于心而悸。所以治疗中，当"心脾同重"，不可忽略脾胃功能，亦不可忽略甘麦大枣汤健脾益气和中功效。此在原篇《金匮要略》中即有云甘麦大枣汤"亦补脾气"之说；《顾松园医镜》云："此方以甘润之剂调补脾胃为主，以脾胃为生化气血之源也，血充则燥止，而病自除矣。"《金匮要略论注》中云甘麦大枣汤"心火泻而土气和，则胃气下达……补脾气者，火为土之母，心得所养，则火能生土也"。

二十三、 法外医内，阳和践行

习取外科名方阳和汤以治内科心律失常一疾，是笔者 20 世纪 80 年代初所作临床观察数十例并成拙文发表于当时中医刊论的。

阳和汤出自《外科全生集》，方中重用熟地黄大补营血为君；鹿角胶生精补髓，养血温阳为臣；姜炭破阴和阳，肉桂温经通脉，白芥子消痰散结，麻黄调血脉，通腠理，均以为佐；生甘草解脓毒而和诸药为使。诸药合用，阳回阴消，血脉宣通，用于阴寒之证，犹如离照当空，阴霾四散，故名"阳和汤"，功能温阳补血，散寒通滞。主治阳虚寒凝而成之流注、阴疽、脱疽、鹤膝风、石疽、贴骨疽等漫肿无头，平塌白陷，皮色不变，酸痛无热，口不渴，舌淡苔白。

受中医理论启发，从"诸病惊骇，皆属于火；惊，心卒动而不宁也，故心火热甚"的论述，在治疗心律失常时，除了考虑心本身的气血阴阳正气虚衰以外，还要考虑到心火、痰热、气滞、血瘀等的综合辨证。心律失常，其病虽在心，但与肾之关联甚大。心肾并治可明显提高疗效，其理在肾乃人之先天，元气所在，真精所藏。心之阴阳气血赖肾阳以温煦、肾精以充盈。此外，脾之化源充沛，营血旺盛，方使心有所养，神有所归，刻刻照顾后天脾胃之气，亦是提高本病临床疗效的重要所在。

临床上以阳和汤为基础加减用药，药用熟地黄、肉桂、麻黄、鹿角胶（可以鹿角片或鹿角粉、鹿角霜代用）、白芥子、炮姜炭、生甘草七味。口干，口苦黏，舌苔黄腻，舌质红舌尖起刺而溲赤、心中热者加黄连、山豆根；寐中不宁，心悸易发者加淮小麦、琥珀、龙骨、牡蛎；口渴喜饮，多汗，舌红脉细数者加生地黄、五味子、麦冬、柏子仁、阿胶等；畏寒肢冷，脉沉缓者加附子、紫石英、赤石脂；气短，面色少华，舌淡脉弱者加党参、黄芪、当归；胸闷痛者加瓜蒌皮、郁金、茶树根；舌边有瘀斑或舌质紫暗而胸部剧痛如刺者加桃仁、失笑散；咽哽泛恶或有咯吐黏痰，胸脘闷胀，舌苔黄腻，脉滑数者加竹沥半夏、石菖蒲、茵陈等药。

阳和汤中熟地黄能安五脏，和血脉，养心神。鹿角胶填精补髓，助熟地黄养血。麻黄走心经，兴奋心脏，加快心率，增强心搏（心率较快者替用麻黄根），取其兴奋高位起搏点的可能，而试用于期前收缩（早搏）患者。炮姜有通心肺之功；肉桂主心痛而通脉，两味相合，温通经脉，解散寒凝之气。白芥子祛皮里膜外之痰，炙甘草本系治惊悸要药，组方中宜大其量。

取本方治心律失常，缘于发现有这样一类患者心率不快时，早搏增多，心率增速时，早搏却少见，故而思后，取法阳和汤以试之，竟有满意之得，故时挂于口，藏于心。

二十四、"血浊""血淖""血泣"是中医对脂代谢紊乱不同阶段的最早认识

"心"有其形，亦有其神，故中医心系疾病有如怔忡、不寐、心悸、胸痹及眩晕等病证，西医学之高血压、冠心病等心脑血管疾病，甚至是血脂异常、高黏血症、动脉硬化等皆在其中。

对于心系疾病中标实的一面人们多言及痰、瘀，其实行于脉中血的质量也不容小觑，心气推动血液在脉中循行，而血的质、量又直接影响心的正常功能。《研经言》言："血（所）以濡脉"，是说血不仅仅在脉中运行，同时还发挥着滋润和濡养脉管，保持脉道的通利性与柔韧度的作用，如若血的品质发生了变化，或者说组成血液之营气、津液发生了变化，如生成不足，或是运行障碍，不仅造成血脉不畅，同时也会影响心脏以及脉沟通脏腑的正常功能。

（一）血浊淖泣，痰瘀脂毒致心病

"血浊""血淖""血泣"皆出自《黄帝内经》。《灵枢·通天》言："太阴之人，多阴而无阳，其阴血浊，其卫气涩。"《灵枢·逆顺肥瘦》言："人重则气涩血浊。"血浊，顾名思义，即血液混浊，是指血液受体内外因素影响，血液之营气、津液发生变化，失却其生理状态，血液运行失常，进而影响脏腑功能的病理现象。关于"血浊"，后世医家论著中皆有提及，但不尽其详，然而在物资丰富、体力劳动相对减少的现代，其重要性、常见性反而显现出来。慢性心系疾病的发生与血中浊秽无不相关。高脂血症的发生由浊脂滞于血脉所致，动脉粥样硬化与血中脂质物质沉积有关，其中的有害脂质就可视为血浊，直接导致了心血管疾病的发生。

《说文》解淖，泥也。血淖在《黄帝内经》中则有三解。一指血液浓厚黏

稠，是稠而精微物质的组成，《素问·八正神明论》："天温日明则人血淖液而卫气浮，故血易写，气易行；天寒日阴，则人血凝泣而卫气沉。"二指湿润润泽，《素问·经络论》言："寒多则凝泣，凝泣则青黑，热多则淖泽，淖泽则黄赤，此其常色者，谓之无病也。"王冰注："淖，湿也；泽，润液也。谓微湿润也。"此为阳络随四时而变者，为常色，是无病之候。三指逆乱，《素问·阴阳别论》："是故刚与刚，阳气破散，阴气乃消亡。淖则刚柔不和，经气乃绝。"杨上善注："淖音浊，乱也。"联系上下文，亦可做寒湿、潮湿解。由于血液本身有一定的黏稠度，以起到濡润滋养的作用，所以血淖可以是一种生理的状态，然而若受浊失却其清纯，导致过度黏稠则可阻乱气机，阻塞脉道。血液及脉管虽有一定的自身修复及清除能力，然而当心气不足或其他脏腑功能失调时，血中浊邪生成增加，更使痰瘀蓄留。

至于血泣，《内经》中多次用"泣"描述脉中之血受病邪侵袭之后的状态。一说泣象，落也，重着而不动；一说泣者，通"沍"，闭塞之意，总属停塞之意。《灵枢·痈疽》言："寒邪客于经络之中则血泣，血泣则不通。"血受寒则凝结成块故血瘀。《医经原旨·脏象》言："血浊不清而卫气涩滞也。"血浊可致气涩，气行则血行，气涩则血涩成瘀。

血浊可视作痰、瘀的前驱状态，其导致心系疾病的发生。《景岳全书·痰饮》云："津液者血之余，行乎脉外，流通一身，如天之清露，若血浊气浊，则凝聚而为痰。"《医学衷中参西录·论心病治》言："心脏属火痰饮属水，火畏水迫，故作惊悸也。"血浊日久，亦可变生毒邪。如《证治汇补·疠风》言："湿热郁于内而不散，风邪客于外而不行，内外怫热，久之则血浊气乱，淫气与卫气相干，不得施化，气不得施，血为之聚，血聚则肌肉败烂。"而痰、瘀、毒、浊本身又相互转化，互为因果，胶着于脉，内扰于心神，流注于五脏四肢，发为迁延不愈之疾。

故和泥曰淖，浊血行于脉中，如泥沙之水行于江河。血淤，泥之垒也；血淖，浊之渐也；血泣，淖之甚，浊之过也；血瘀，凝之成也，得之于寒，责之以食。因此，"血浊"与心系疾病发病存在着一定关系，"血浊""血淖""血泣"也可以看作是中医对脂代谢紊乱不同阶段的最早认识。

（二）化浊清血，循序渐进治为功

血浊的基本治则为"化浊清血"，临证当根据其成因，或虚，或寒，或热，或痰，或瘀，或毒等恢复血液的清、纯状态。

第一，应利湿泄浊，慎用大下之剂。利湿泄浊，是治疗多种心系疾病的常用治法。《灵枢·逆顺肥瘦》言："血浊气涩，疾泻之。"提示血浊的治则为泻实。然而，痰湿瘀毒胶着于脉管，如沟渠之壅塞，唯用磨刮疏通，缓缓可愈。若用大承气汤等峻利之剂，譬如欲清壅塞之渠，而注狂澜之水，壅塞必不能清，反致岸崩堤塌。利湿泄浊，若用大下之法，势必导致胃气损伤，使正伤邪未除，导致脉管易损而难复。

第二，以温药和之，但不可过用辛燥。血浊气浊，津液不归正化，则凝聚而为痰。《金匮要略·痰饮咳嗽病脉证并治》言："病痰饮者，当以温药和之。"温性药物既有温化痰饮血浊之功，又有温振阳气之用，还能够温补脾肾真阳，譬如胸痹之阳微阴弦者，用温药振奋胸阳、通络止痛、化痰瘀之浊，可收奇效。然而不可过用辛燥，因血浊痰饮之人，本有津液亏损之机，若温燥太过，势必伤及阴血，故言"和之"，即温之以和为度。《素问·阴阳应象大论》曰："壮火散气，少火生气。"适度温药如三月阳春，冰雪消融，万物复苏；若过用温药，则如盛夏酷暑，机体则如涸泽之鱼。

第三，宜通利脉道，行气养血生津。浊邪的产生必因脏腑之气血、阴阳、津液等亏虚。若徒以燥湿消痰为事，则易耗伤正气，反助病邪。且气血、津血同源，气涩、津亏反致血浊内生。故治疗本病，以通调气机为贵，同时注重气血津液同调，且尤以气机为重，如《寿世保元·血气论》说："调气为上，调血次之，先阳后阴也。若夫血有败淤滞泥于诸经，壅遏气之道路，经所谓取其血而后调之，不可不通其变矣。"

第四，脏腑同调，培土固肾为重。血浊之成因，可源于多种脏腑功能失调，故治疗中要辨清所涉脏腑病位。其中又以脾胃功能失调为常，脾虚不运，聚湿生痰，临床常见嗜卧懒言、倦怠乏力、形硕体胖、胸闷脘痞、头目不爽，舌体胖，苔垢腻，脉细小涩等症状。《景岳全书·脏象别论》载："血者水谷之精也，源源而来，而实生化于脾，总统于心，脏受于肝，宣布于肺，施泄于肾，而灌溉一身。"故治疗时，宜调畅气机，注重五脏调理，其中尤以调补脾胃，益肾固本为要。脾为后天之本，又为生痰之源；肾为先天之本，藏精气；两者皆可为血浊之本。治疗中，可以健脾为本，配合补益肾气之品，运水入土；抓住脾喜燥恶湿的特性，重在健运脾气，使补而不滞，则血浊无由发生。

下　篇

验　案　发　微

一、 心系病脉证并治

（一）冠心病案（含 PCI 术后）

● **案 1** 阚某，男性，78 岁。

[**初诊**] 2014 年 11 月 6 日。

主诉：时有胸闷 2 日。

病史：患者 2 周前自觉左胸持续疼痛，至外院急诊查冠脉造影（2014 年 10 月 22 日）示左前降支近段狭窄 80%，即行 PCI 术。现无胸痛，唯近 2 日来气短胸闷时时，有中气下陷之感，纳谷欠馨，便调，寐安。有原发性高血压病史 30 余年，即刻血压 150/90 mmHg。苔薄，脉细小弦滑。

辨治：气虚郁滞，瘀浊内蕴。治当以调畅气机，活血降浊。

处方：灵芝草 9 克，大狼把草 15 克，景天三七 15 克，仙鹤草 9 克，功劳叶 9 克，苦参 9 克，石见穿 15 克，生黄芪 9 克，白果 9 克，生薏苡仁 30 克，玉米须 15 克，红景天 12 克，三七粉（吞服）6 克，炒党参 9 克，炒柴胡 6 克，炙升麻 6 克，桔梗 3 克，补骨脂 9 克，砂仁（后下）3 克，豆蔻（后下）3 克，炒谷芽 15 克。7 剂。

[**二诊**] 2014 年 11 月 13 日。

脉细弦滑，苔薄。药后胸闷心悸，晨起乏力口干，或伴虚脱汗出，寐艰，寐中喉间时有哮鸣之声。证属脾肾不足，瘀浊内蕴之证，治拟补脾益肾，活血降浊。

处方：灵芝草 9 克，仙鹤草 15 克，大狼把草 15 克，炙黄芪 15 克，桂枝 3 克，炒白芍药 9 克，炒白术 9 克，大枣 12 克，三七粉 2 克，枸杞子 9 克，茯苓 9 克，玄参 9 克，白果 9 克，玉竹 15 克，黄精 15 克，炒党参 15 克，炒当归 9 克，山茱萸 15 克，巴戟天 9 克，黑豆衣 9 克，女贞子 9 克，墨旱莲 9 克，益智仁 12 克，锁阳 9 克，麦冬 9 克，炙甘草 3 克。14 剂。

[**三诊**] 2014 年 11 月 27 日。

脉细小，苔薄腻。药后诉胸闷心悸改善，乏力好转，唯夜寐欠安。治守前法。

处方：淮小麦 30 克，紫石英 9 克，灵芝草 9 克，仙鹤草 15 克，大狼把草

15 克，炙黄芪 15 克，桂枝 3 克，炒白芍药 9 克，炒白术 9 克，大枣 12 克，三七粉 2 克，枸杞子 9 克，茯苓 9 克，玄参 9 克，白果 9 克，玉竹 15 克，黄精 15 克，炒党参 15 克，炒当归 9 克，山茱萸 15 克，巴戟天 9 克，黑豆衣 9 克，女贞子 9 克，墨旱莲 9 克，益智仁 12 克，锁阳 9 克，麦冬 9 克，炙甘草 3 克。14 剂。

按 《医林改错》云："元气既虚，必不能达于血管，血管无气，必停留而瘀。"《血证论》又云："瘀血既久，亦可化痰成水。"何氏认为本病多起因于年迈气虚，致瘀血阻络，从而影响水湿输布又生痰浊，痰瘀胶阻日久，脉络渐阻，病势日趋严重，且 PCI 术复通血脉后，残留于脉中的瘀血、痰浊又为再狭窄形成的重要因素。故治疗注重调畅气机，活血降浊。方中灵芝草、大狼把草、仙鹤草、功劳叶、生黄芪、炒党参、补骨脂、炒谷芽补虚益气，白果、生薏苡仁、玉米须、苦参、砂仁、豆蔻、石见穿、炒柴胡、升麻、桔梗理气化湿降浊；玉竹、黄精、黑豆衣、女贞子、墨旱莲、麦冬、玄参、炒白芍药养阴生津。三诊患者症减，唯寐艰，故加淮小麦、紫石英安神助眠。由此案可知何氏治疗冠心病并非一味活血降浊通络，而是注重整体调治，补虚扶正的基础上，结合化瘀祛浊。

● **案 2** 梁某，男性，81 岁。

[**初诊**] 2009 年 6 月 11 日。

主诉：反复胸闷 5 年余，加重 1 个月。

病史：患者有冠心病史 5 年，反复胸闷，胸痛不显，长期口服长效单硝酸异山梨酯（异乐定）、阿司匹林肠溶片、阿托伐他汀钙片（立普妥）等扩张冠脉、抗血小板聚集以及调脂等药物，病情时有反复，曾多次住院治疗。2006 年因胸闷发作频繁行冠状动脉造影，冠脉造影显示冠脉狭窄小于 70%，未予置入支架。近 1 个月来，患者无明显诱因出现胸闷气窒，有时不能平卧，纳可寐安，二便调。有高血压病史 20 余年，血压不稳定，最高为 180/90 mmHg。有神经性皮炎，双手背瘀紫。心率 72 次／分，律齐，未闻及早搏。血压 120/75 mmHg，舌暗红，苔腻微黄，脉弦滑。总胆固醇 6.7 mmol／L，血糖、肝肾功能均正常。心电图示 ST－T 改变。

辨治：痰瘀内阻，血脉不畅；治拟化痰泄浊，祛瘀通脉。

处方：石菖蒲 9 克，郁金 9 克，白僵蚕 9 克，水蛭 6 克，灵芝草 9 克，景天三七 9 克，苦参 9 克，生白果 9 克，大狼把草 30 克，丹参皮（各）9 克，生栀子 12 克，炒知柏（各）9 克，虎杖 15 克，炒黄连 3 克，生槐花 15 克，玉米须 30 克，远志 5 克，生怀山药 9 克，炒苍白术（各）9 克，炒党参 9 克。7 剂。

[二诊]　　2009 年 6 月 18 日。

药后腻苔有所消退，脉弦滑。纳可，大便尚调。2 日前因饮食不慎致腹泻，伴有咽痛，口不渴。

处方：原方石菖蒲减至 3 克，加荷叶 9 克，藿佩（各）9 克。14 剂。

[随访]　　患者门诊间断调治，病情基本稳定，2 个月后复查血脂总胆固醇已降至正常范围。

按　冠心病是冠状动脉出现粥样硬化而产生的疾病。动脉，属中医"脉"之范畴，由"心"所主。《素问·痿论》中言："心主身之血脉。"《素问·脉要精微论》又言："脉者，血之府也。"动脉粥样硬化是血与脉均发生了变化，产生了病变，即中医之"脉痹"。《素问·痹论》提出："痹……在于脉则血凝而不流。"《症因脉治》认为："心痹之症，即脉痹也。"脉痹乃脉中之血、气、津液等发生了变化，其病机变化一方面与血瘀、痰浊等壅塞脉道、沉积脉壁有关；另一方面与脏腑气血阴阳亏虚，脉道失养有关。患者脉弦，结合冠心病病史，说明其脉道血气津液不清，痰浊、瘀血着于脉壁，以致血府斑块形成。化痰泄浊固然重要，但清顺气血不容忽视，否则气血不清，痰瘀再生。

首诊以石菖蒲、远志化痰为先，《医方集解》说："远志能通肾气上达于心"；白僵蚕、水蛭祛瘀，清顺气血。炒党参、生怀山药、炒苍术、炒白术健脾益气燥湿，痰湿得以运化，则无生痰之源。患者苔腻微黄，为无形之气火与有形之浊痰蕴聚胸中所致。牡丹皮能泻血中伏火，栀子能泻三焦郁火；知母、黄柏、黄连清解里热；生槐花、玉米须利水祛湿降压；苦参、生白果、虎杖化湿泄浊，改善血管功能；丹参、郁金味苦微寒，活血化瘀而不伤气血；灵芝草、景天三七、大狼把草益气活血，补虚清热。二诊因饮食不慎，腹泻、咽痛，正值暑令时节，方中酌加荷叶、藿香、佩兰轻宣芳香，化湿祛暑。患者病情虚实夹杂，故而寒热并治，攻补兼施。痰瘀并治而畅通气血，瘀化痰却，气血清顺，以期斑块稳定，甚或消退。

● **案 3**　李某，男性，75 岁。

[初诊]　　2007 年 1 月 18 日。

主诉：阵发性胸闷痛反复发作 6 年余，加重 1 个月。

病史：阵发性胸闷痛反复发作 6 年余，1 个月来，无明显诱因下出现胸闷胸痛日渐加重，且多于凌晨发作，伴左肩背放射痛，有汗出。2006 年 12 月 26

日行冠状动脉造影，见右冠分支处狭窄达90%以上，经置入支架1枚后，胸痛消失，但胸闷依然，乏力肢软，纳少，形寒肢冷，夜尿频，口干多饮，间或咳嗽。有高血压病史20余年，血压最高170/100 mmHg，经降压治疗，血压维持在100/80 mmHg。有前列腺增生、痛风史多年，无糖尿病史。舌红，少苔，脉小滑。心率65次/分，律齐；血压126/65 mmHg，下肢不肿。心电图示窦性心律，STV$_{3-6}$压低≤0.5 mm；血、尿常规，肝、肾功能正常；血脂正常。下肢B超示双下肢动脉斑块形成。

辨治：气阴两虚，肝肾不足；治拟益气养阴，滋补肝肾。

处方：太子参30克，麦冬20克，石斛15克，黄芪20克，白术15克，怀山药15克，陈皮9克，木香6克，砂仁（后下）3克，杜仲15克，续断15克，牛膝12克，地龙9克，桑椹子9克，千年健15克，益智仁9克，炙甘草6克，炙鳖甲15克。7剂。

[二诊] 2007年1月25日。

舌红，少苔。畏寒肢冷。患者阳气亏虚，治疗中需注意"阳中求阴，阴得阳助则泉源不竭"，温补肾阳，以调和阴阳，达到"阴平阳秘，精神乃治"目的，同时加强健脾益气之品。

处方：原方加巴戟天9克，补骨脂9克，菟丝子9克，仙茅6克，淫羊藿6克，茯苓9克，白扁豆20克，八月札9克，月季花6克，佛手9克。去陈皮、木香。7剂。

[随访] 守方调治半年余，治疗中以扶正为主，根据病情酌加化瘀通络之品，症情稳定。1年后，冠脉造影复查，支架处安好，未出现再狭窄。

按 患者舌质红，舌净，脉小滑，乃阴虚之征；然乏力、肢软、纳少则为气虚之象，乃中气亏虚，生化乏源，水谷精微失于运化腐熟，四肢百骸失于濡养。气虚及阳，阳虚生外寒，故而形寒肢冷。阴虚生内热，虚热灼津，津亏不能上乘口舌则口干多饮。口干一症，若由阳气不足，津液失于蒸腾气化所致，因津液并非真正匮乏，故虽口干但不多饮。

患者症情以虚为主，阴虚为本，兼有阳气亏虚，即气阴不足。然虚中夹实，结合微观辨证，冠状动脉粥样硬化，右冠分支处狭窄，为夹痰夹瘀之征，因虚致实。即气虚无力行血，阳虚无以温煦，血行瘀滞。此外，阴虚内热，灼津成痰。痰瘀交阻，心脉痹阻，导致胸痹。治疗以养阴益气为主，气阴双补。复诊加强补气之品，怀山药、白扁豆、茯苓健脾益气，以助气血生化之源。但扶正勿忘祛邪，针对斑块狭窄，当化痰祛瘀通脉，半年随访中，加减运用水蛭、地龙、苦参、生白果、灵芝草、景天三七等祛瘀通脉。治疗中，扶正为主，兼顾祛邪，一年后，复查冠脉，支架处安好。临证注意，对于以阴虚为主的患者，理气需温润平和，中药陈皮、砂仁、木香皆辛香温燥，易伤及阴津，但量少无害；根据病情可酌用佛手、香橼皮、八月札、月季花等理气不伤及阴液。

何氏点评　治病求本，动脉中见到斑块，受西医学影响，医生极易从血脂、血流着手分析，得出痰浊瘀血阻滞，其实从这个角度看"斑块"附着变成了标，而成痰变浊、成瘀变斑的原因则又当追究因寒乎？因热乎？气结乎？气虚乎？脾失运？肾失化？肝失疏？肺失宣？心失主乎？故何氏以为证因不可固执一端，标本或为相对，这其中动态地看，变化中去寻，会有利于提高疗效。

● **案4**　马某，女性，79岁。

[**初诊**]　2006年7月13日。

主诉：胸痛、气喘反复发作5年余。

病史：患者有冠心病史5年，2005年7月至2006年2月，因胸痛发作频繁，心功能不全，在外院于冠脉内先后置入支架4枚。术后长期药物控制，但胸痛仍反复发作，多汗，气短喘促，动辄加剧，乏力懒言，纳可，溲少，便调；偶有咳嗽，痰少白黏；无明显畏寒，反恶热，下肢水肿。有高血压病史10年余，血压不稳定，时有偏高，最高达190/90 mmHg，有多次脑梗死病史，遗有右侧肢体活动不利，糖尿病1年余，胆囊炎病史多年。舌暗淡，苔薄稍润滑，脉小弦滑不数。神情倦怠，卧床，心率64次/分，律齐，双下肢轻度浮肿。血糖、血脂正常；心电图示 STV_{2-6} 压低 ≤ 0.5 mm，TV_{4-6} 低平或倒置。

辨治：心肾阳虚，心脉瘀阻之证；治拟温通心肾，纳气平喘，活血通脉之法。

处方：真武汤加味。熟附片5克，桂枝1.5克，白芍药9克，白术15克，猪茯苓（各）15克，生白果9克，玉米须15克，炒党参9克，炒当归9克，生地黄12克，熟地黄9克，陈皮3克，川贝母6克，浙贝母9克，紫贝齿（先煎）15克，紫石英（先煎）15克，五味子3克，白河车4.5克，天麦冬（各）9克，桃杏仁（各）9克，红花3克，旋覆花（包煎）9克，沉香（后下）3克，生黄芪9克。7剂。

[**二诊**]　2006年7月20日。

舌暗，边有瘀斑，苔薄润，脉小弦滑。药后胸痛稍减，但喘促依然，乏力肢困，咳嗽基瘥。

处方：原方加坎炁1条，降香（后下）6克，水蛭3克，土鳖虫6克，去川贝母、浙贝母、桃仁、杏仁。

[随访]　患者因行动不便，间断予中药调治。胸痛发作减少，但气短喘促反复不已。

按　患者病情危重，属于冠心病多支病变，主症为胸痛、气喘。古有"实喘者有邪，邪气实也；虚喘者无邪，元气虚也"以及"实喘责肺，虚喘责肾"之谓。患者动辄气喘，结合耄耋之年，此乃虚喘，故责之肾虚，即下元亏虚，肾失摄纳所致。胸痛，结合舌暗，边有瘀斑，为元气亏虚，血脉无力运行，并失于温阳，以致瘀血阻滞心脉，不通则痛。多汗，从"汗为心之液"而论，气不摄津则多汗，尤其与心之阳气亏虚有关。反之，"汗津同源"，而"津能载气"，汗多又可伤及心气，加重心之气阳亏虚。而其恶寒一症，则为阳虚及阴，阴阳两虚，虚热外越所致，为真寒假热。方选真武汤温补心肾之阳气，方中熟附片温阳利水，白河车利水强心，两药温清并用，适用于心肾阳虚，久病及阴的心功能不全患者，临床表现以气短喘促，动辄加重，下肢水肿为主，同时伴有心烦多汗，或心悸，或胸痛，舌淡，苔净或薄润，脉细小或沉或稍促一症的常用药物。在该患者治疗中，何氏十分注重阴阳并治，正如张景岳言"善补阳者，必阴中求阳，则阳得阴助而生化无穷。"方中天冬、麦冬、五味子养阴，坎炁为血肉有情之品，滋阴填精，寄寓阴中求阳之意。

● **案5**　杨某，女性，71岁。

[初诊]　2014年2月20日。

主诉：胸闷隐痛及背20年。

病史：胸闷隐痛及背已将20年，50年前曾疑有"房缺"，早搏心悸史将20年，脂代谢紊乱史，三酰甘油最高达3 mmol/L以上。胸闷隐痛及背，咳嗽有痰，纳可，大便隔日行。舌淡红，苔薄，脉细小弦。2013年10月9日外院冠脉CT示左前降支近段小钙化斑块，管腔狭窄小于30%；2013年7月31日心超示左房内径略大，房间隔瘤，少量心包积液，射血分数（EF）78%，左室舒张功能下降。

辨治：气阴两虚，心血瘀阻，痰浊壅塞；治当益气养阴，活血化瘀，通络止痛，豁痰开结。

处方：灵芝草10克，景天三七15克，红景天10克，生白果9克，苦参6克，瓜蒌皮9克，瓜蒌仁9克，丹参9克，莪术6克，生黄芪9克，生槐花9克，橘络3克，白芥子6克，炒柴胡6克，枳壳9克，郁金9克，淮小麦30克，大枣9克，荷叶9克。7剂。

[二诊]　2014年2月27日。

脉细小弦滑，苔薄。药后胸背痛改善，上午 7—9 时多见胸闷，自服救心丸，大便干结。

处方：原方加枳实 9 克，柏枣仁（各）12 克，桃仁 9 克，蝉蜕 9 克。

[三诊] 2014 年 3 月 20 日。

脉细小弦，苔薄。心悸，胸闷朝起易见，胸痛未作。

处方：原方加葛根 9 克，炒川芎 9 克，桂枝 3 克，益智仁 9 克，生熟地黄（各）9 克。

按 胸痹的临床特征为胸闷痛，甚则胸痛彻背，短气、喘息，不得安卧。汉代张仲景在《金匮要略》正式提出胸痹的名称，并进行了专门的论述，如《金匮要略·胸痹心痛短气病脉证治第九》说："胸痹之病，喘息咳唾，胸背痛，短气，寸口脉沉而迟，关上小紧数，瓜蒌薤白白酒汤主之""胸痹不得卧，心痛彻背者，瓜蒌薤白半夏汤主之"。《类证治裁·胸痹》："胸痹胸中阳微不运，久则阴乘阳位而为痹结也，其症胸满喘息，短气不利，痛引心背。由胸中阳气不舒，浊阴得以上逆，而阻其升降，甚则气结咳唾，胸痛彻背。夫诸阳受气于胸中，必胸次空旷，而后清气转运，布息展舒，胸痹之脉，阳微阴弦，阳微知在上焦，阴弦则为心痛，以金匮、千金均以同样为主治也。"本患胸痹日久，气阴两虚，气虚则无以行血，阴虚则脉络不利，血行不畅，气血瘀滞，故胸闷隐痛，心脉失养，故见心悸，气虚气机痹阻不畅，痰浊困脾，脾气不运，则咳嗽痰多，脂代谢紊乱。故治以灵芝草、景天三七、黄芪、淮小麦、大枣、红景天、丹参、莪术等益气养心，活血化瘀，柴胡疏肝，枳壳理气，一升一降，调整气机，郁金、橘络活血理气止痛，瓜蒌、白果、苦参、槐花等化痰散结；二诊之时患者胸背痛即有改善，唯大便秘结，酌加活血散结通润之品；三诊患者胸痛未作，唯有朝起心悸、胸闷，遂加温通益肾、滋养阴血之桂枝、川芎、益智仁、生熟地黄等滋养复脉，患者诸症渐安。

何氏点评 治胸痹，既察阴阳，又理气血，兼析寒热，顾虑痰浊，归结虚实，分清标本，则易且全矣，其效亦彰也。

（二）心律失常案

● 案1 沈某，女性，59 岁。

[初诊] 2014 年 9 月 11 日。

主诉：心悸 1 个月。

病史：患者 1 个月来心悸时有，活动后加剧，2014 年 9 月 3 日外院就诊查 Holter 示室性早搏 16 997 次/24 小时，房性早搏 7 次/24 小时，短阵房速 1 阵/

24 小时，未服药。否认既往心系疾病史。刻下，血压 120/70 mmHg，心率 82 次/分，律不齐，头昏耳鸣，目糊，朝起口苦，时时见脱肛，夜寐欠安。苔薄，脉弦细结。

辨治：气阴不足，心肾失养；治当益气养阴，补肾养心。

处方：淮小麦 30 克，柏子仁 9 克，酸枣仁 9 克，茯苓 9 克，制半夏 6 克，北秫米（包煎）10 克，仙鹤草 9 克，炙黄芪 9 克，五味子 6 克，麦冬 9 克，玄参 9 克，枸杞子 9 克，生地黄 9 克，熟地黄 9 克，砂仁（后下）3 克，女贞子 9 克，墨旱莲 9 克，黑豆衣 9 克。7 剂。

［二诊］　2014 年 9 月 18 日。

苔薄微腻，脉弦细结。药后心悸好转，腹胀肠鸣，多矢气，大便欠畅，有不悦之因。证属气阴不足，肝气郁滞；治拟益气养阴，疏肝养心之法。

处方：厚朴花 6 克，炒柴胡 6 克，炒枳壳 9 克，九香虫 6 克，广郁金 9 克，莱菔子 9 克，生山楂 9 克，六曲 9 克，淮小麦 30 克，柏子仁 9 克，酸枣仁 9 克，茯苓 9 克，制半夏 9 克，北秫米（包煎）30 克，仙鹤草 9 克，炙黄芪 9 克，麦冬 9 克，五味子 9 克，玄参 9 克，枸杞子 9 克，生地黄 9 克，熟地黄 9 克，砂仁（后下）3 克，女贞子 9 克，墨旱莲 9 克，黑豆衣 9 克。14 剂。

［三诊］　2014 年 10 月 9 日。

脉结，苔薄。药后便艰、肠鸣改善，矢气已无，心情转悦。治守前法。

处方：炒柴胡 6 克，炒枳壳 9 克，九香虫 6 克，广郁金 9 克，莱菔子 9 克，生山楂 9 克，茯苓 9 克，制半夏 9 克，北秫米（包煎）30 克，仙鹤草 9 克，炙黄芪 9 克，麦冬 9 克，五味子 9 克，玄参 9 克，枸杞子 9 克，生地黄 9 克，熟地黄 9 克，砂仁 3 克，女贞子 9 克，墨旱莲 9 克，黑豆衣 9 克，金钱草 15 克，大狼把草 15 克，紫苏梗 6 克。

按　《明医杂著·医论》："凡心脏得病，必先调其肝肾二脏，肾者心之鬼魅，肝气通则心气和，肝气滞则心气乏，此心病先求于肝，清其源也。"该患者年近六旬，肾水渐亏，气阴俱虚，故心悸伴见头晕耳鸣，目糊，朝起口苦，时时见脱肛，夜寐欠安，治以益气养阴，补肾养心之剂。方中仙鹤草、炙黄芪、麦冬、玄参、女贞子、墨旱莲、黑豆衣益气养阴；枸杞子、生地黄、熟地黄、淮小麦、柏子仁、酸枣仁、茯苓、五味子、北秫米补肾养心；制半夏、砂仁化湿运脾。二诊患者便艰、腹胀，考虑为肝气郁滞所致，故厚朴花、炒柴胡、炒枳壳、九香虫、广郁金、莱菔子、生山楂、六曲疏肝理气通便。三诊患者心悸、便艰、肠鸣改善，心情转悦，治守原法。

何氏点评　该病案首诊偏于治虚，次诊融入理气和胃消导转虚实兼调，使患者渐入安定宁静之境，可见治悸决非一途。

● **案2** 陆某，女性，72 岁。

[**初诊**] 2015 年 1 月 8 日。

主诉：时有心悸气短 10 年，痰咳 1 周。

病史：患者有风湿性心瓣膜病变史 60 年，二尖瓣、主动脉瓣膜换瓣 10 年，心房颤动史 7 年，甲状腺功能减退史 2 年，高血压史 15 年。近 10 年来心悸气短时有，活动后气短，夜难平卧，下肢间或水肿，口干不多饮，便有不实，近 1 周来痰咳稀稠，色清白夹红，纳可，寐安。苔薄微腻，脉细小结。

辨治：气虚血瘀，痰湿内蕴；治拟益气活血化瘀，祛痰化湿宁心。

处方：玉米须 15 克，桃仁 9 克，杏仁 9 克，仙鹤草 15 克，墨旱莲 10 克，芦根 9 克，白茅根 9 克，炒柴胡 9 克，前胡 9 克，浙贝母 9 克，瓜蒌皮 9 克，生地黄 9 克，熟地黄 9 克，玄参 9 克，丹参 9 克，牡丹皮 9 克，藕节 9 克，桑叶 9 克，桑白皮 9 克，地骨皮 9 克，生薏苡仁 30 克，太子参 15 克，明党参 15 克，蝉蜕 9 克，僵蚕 9 克，炒白芍药 9 克，炒白术 9 克，苦参 9 克，白果 9 克，猪苓 9 克，茯苓 9 克。7 剂。

[**二诊**] 2015 年 1 月 15 日。

脉细小结，苔薄。药后痰咳已减，心悸时作，大便渐成形，胃纳稍增。治守前法。

处方：炒山药 9 克，白扁豆 15 克，莲子 9 克，六神曲 9 克，山楂炭 9 克，玉米须 15 克，桃仁 9 克，杏仁 10 克，仙鹤草 15 克，墨旱莲 10 克，芦根 9 克，白茅根 9 克，炒柴胡 9 克，前胡 9 克，浙贝母 9 克，瓜蒌皮 9 克，生地黄 9 克，熟地黄 9 克，玄参 9 克，丹参 9 克，牡丹皮 9 克，藕节 9 克，桑叶 9 克，桑白皮 9 克，地骨皮 9 克，生薏苡仁 30 克，太子参 15 克，明党参 15 克，蝉蜕 9 克，僵蚕 9 克，炒白芍药 9 克，炒白术 9 克，苦参 9 克，白果 9 克，猪苓 9 克，茯苓 9 克。14 剂。

[**三诊**] 2015 年 1 月 29 日。

脉细小结，苔薄。药后痰咳已止，心悸稍减，下肢时胀，目糊，寐艰。证属心肾两虚，瘀浊内阻；治拟补肾养心，活血降浊。

处方：淮小麦 30 克，灯心草 3 克，茯神 9 克，猪苓 9 克，泽泻 9 克，桂枝 3 克，麦冬 9 克，制五味子 9 克，百合 9 克，柏子仁 9 克，酸枣仁 9 克，炒党参 9 克，炒白术 9 克，炒山药 9 克，丹参 9 克，牡丹皮 9 克，生地黄 9 克，熟地黄 9 克，砂仁 3 克，枸杞子 9 克，白菊花 9 克，炒当归 9 克，炒川芎 9 克，赤芍药9克，炒白芍药9克，怀牛膝9克，大枣9克。14剂。

按　《伤寒明理论》云："其气虚者，由阳气虚弱，心下空虚，内动而为悸也；其停饮者，由水停心下，心主火而恶水，水既内停，心不自安，则为悸也。"该患者即为气虚血瘀，复加痰湿内蕴而成病，故予益气活血、祛痰化湿之剂，以祛痰化湿为主。方中芦根、炒柴胡、前胡、玄参、牡丹皮、桑叶、桑白皮、地骨皮、生地黄、杏仁、浙贝母、瓜蒌皮、白果、蝉蜕、僵蚕清热化痰；猪苓、茯苓、炒白术、苦参、生薏苡仁、玉米须化湿降浊；太子参、明党参、仙鹤草、墨旱莲、炒白芍药、熟地黄益气补虚；藕节、白茅根、丹参、桃仁活血止血。二诊咳痰已止，唯心悸、下肢作胀，寐艰，考虑此时以心肾不足为主，方中淮小麦、灯心草、茯神、五味子、百合、柏子仁、炒枣仁、麦冬养心安神；生地黄、熟地黄、枸杞子、牛膝、白菊花、白芍药、大枣补肾养阴；泽泻、赤芍药、牡丹皮益气活血。

何氏点评　见心治心，不足为取。本例系以治肺为重，兼以调脾益肾养心。若论治心似以温阳通络即合，然须知类似患者他医之处附桂之类，谅已服用久矣，另辟他径亦很重要。

● **案3**　曹某，女性，72岁。

[**初诊**]　2007年1月31日。

主诉：突发心悸半个月。

病史：患者半月来心悸频频，纳少肢软乏力，头晕，且食后为甚，便调，艰寐。门诊心电图示快速心房颤动、心房扑动，予胺碘酮静脉推注，转为窦性心律，但心悸依然。平素善思虑，多怫郁；心悸发作之时，背脊畏寒，纳谷欠馨，夜寐欠安，二便调。有阵发性心房颤动病史1年余。高血压病史40余年，最高190/90 mmHg，目前口服硝苯地平30毫克，每日1片，血压维持在（130~150）／（70~90）mmHg。有胆囊炎、胆结石、脂肪肝病史。舌质暗，有瘀色，苔薄白微腻，脉弦细偶有结代。心率78次/分，律不齐，早搏6~7个/分。

辨治：心脾两虚，气血不足；治拟益气健脾，养心安神，佐以行气解郁。

处方：生炙黄芪（各）12克，怀山药9克，炒白术6克，柴胡6克，升麻6克，葛根9克，柏枣仁（各）15克，合欢花皮（各）15克，丹参皮（各）9克，川芎6克，续断15克，厚朴花6克，炒枳壳6克，佛手9克，灵芝草12克，景天三七12克，陈皮3克，玉竹9克，黄精9克，竹叶9克。7剂。

[**二诊**]　2007年2月7日。

舌暗，有瘀象，苔薄腻，脉细结代。药后症情依然，心悸阵阵，背脊畏寒，纳可，夜寐尚安，听诊心率82次/分，律不齐，早搏4个/分。复查心电图示窦性心律，频发房性早搏。

处方：原方去玉竹、黄精、竹叶。加炒苍术6克，淫羊藿6克，仙茅6克，虎杖9克，郁金9克，桂枝2克，炒黄连3克。14剂。

[三诊] 2017年2月21日。

苔薄白，脉细小弦，无结代之象。心悸有减，背脊仍畏寒怯风，夜寐不酣，伴有梦扰，纳谷乏味，二便调，听诊心率68次/分，律齐，未闻及期前收缩。

处方：原方加鹿角片（先煎）5克，龙齿（先煎）30克，紫贝齿（先煎）30克，谷麦芽（各）15克。14剂。

[随访] 原方出入，调治半年余，心悸发作减少，诸症改善，心情亦较前愉悦。

按 患者病乃心悸病证，起病缘于心脾两虚，气血亏虚。心藏神而主血，脾主思而食后心悸易发。肢软乏力，乃气血亏虚，四肢百骸失于润养。气虚清阳不升，血虚脑失所养，可致头晕。"气为血之帅，血为气之母"，气行则血行，气虚则血滞，舌有瘀色，脉有结代，均为内有瘀血之征；苔白微腻，为气虚津液失于蒸化，津停成痰之故。首诊用生、炙黄芪，炒白术，怀山药甘温补气，灵芝草、景天三七补气活血。柏子仁、酸枣仁养血安神，合欢花、合欢皮解郁安神，丹参、牡丹皮、川芎活血安神。柴胡、升麻、葛根升清，厚朴花、佛手、炒枳壳、陈皮理气，续断益肾。

患者心悸虽重在心、脾两脏，但与肝、肾亦密切相关。善思虑，多怫郁，心悸发作，背脊畏寒可以佐证。思虑伤脾，怫郁气结，阳气郁而不能外送，可致背脊畏寒；其次，肾阳不足，不能温养督脉，亦可导致背脊畏寒。复诊，去玉竹、黄精，一则阴虚证候不显，二则防其滋腻碍胃。加炒苍术燥湿健脾，仙茅、淫羊藿温补肾阳；虎杖、郁金理气化瘀，舒肝利胆；桂枝、黄连寒热并用，桂枝温阳通脉，黄连苦寒清心，并佐制桂枝、仙茅、淫羊藿之辛热，防止伤津耗液。三诊则击鼓再进，加用鹿角片温补督脉，紫贝齿、龙齿镇静安神，谷芽、麦芽健脾开胃，以利药、食吸收。纵观全方，共奏益气健脾、调补心肾、疏肝理气之功效。

● **案4** 卫某，女性，86岁。

[初诊] 2007年5月16日。

主诉：阵发性胸闷、心悸10余年，加重1周。

病史：患者有冠心病史 10 余年，反复胸闷、心悸，饱餐、劳累容易诱发。近 2 年心电图提示窦性心动过缓，ST－T 段改变。1 周来，患者胸闷、心悸发作频繁，心电图多次显示房扑呈 2∶1 下传，ST－T 段改变；呈交界心律，房性早搏伴短阵房速，ST－T 段改变。现时有胸闷，心悸阵阵，无胸痛；脘胁痞满，乏力神疲，胃纳少多汗，无明显畏寒，口不渴，夜尿频，4~5 次/夜，大便欠畅，下肢水肿。有高血压病史 10 余年，血压最高达 180/90 mmHg，降压药治疗中，目前血压基本正常。有胆囊炎、胆结石病史 8 年余，间或胁肋部胀痛。2002 年因腔隙性脑梗死，或有指端麻木。无糖尿病史。Holter 示平均心率 58 次/分，最小心率 40 次/分，最快心率 73 次/分，房性早搏 953 个，有 2 阵房速，室性早搏 43 个，提示窦性心动过缓。心脏彩超示左心室扩大，EF 为 47%。胸片示心影增大，有少量胸腔积液。血糖、血脂基本正常。舌质暗，有瘀斑，苔少，脉细小弦缓。血压 125/65 mmHg，心率 54 次/分，律齐，两肺呼吸音低，两肺可及细湿啰音，下肢中度水肿。

辨治：心肾阳虚，血脉不畅；治拟温补肾阳，活血通络之法。

处方：麻黄根 9 克，熟附片 6 克，细辛 3 克，白芥子 9 克，生熟地黄（各）15 克，麦冬 9 克，甜苁蓉 9 克，菟丝子 9 克，益智仁 9 克，锁阳 9 克，五味子 3 克，制何首乌 15 克，瓜蒌仁 9 克，白河车 6 克，茯神 30 克，猪苓 18 克，鹿角片（先煎）10 克，龙牡（各，先煎）30 克，生黄芪 9 克，党参 9 克，当归 9 克，丹参 9 克，景天三七 9 克，生蒲黄（包煎）9 克。7 剂。

[二诊]　2007 年 5 月 23 日。

药后中脘痞闷，胃纳少乏味，仍胸闷、心悸。

处方：原方加砂蔻仁（各，后下）3 克，生楂曲（各）15 克，泽兰 9 克，泽漆 9 克。14 剂。

[随访]　间断中药治疗近半年，症情虽有反复，但无加重。

按　患者主症胸闷，多汗，脉缓，乏力肢肿，舌暗少苔，有瘀斑；高龄，八十有六。根据脉证神色，属心肾气阳不足，宜温补心肾之阳气，患者内脏有寒，为"阳虚生寒"。针对虚寒治疗。临证若温之得法，须知有温热、温存之别。党参、黄芪、当归、白术，平和之性，是温存之温，如春日煦煦；而附子、干姜、肉桂，辛辣之性，是温热之温，如夏日炎炎，古有："和煦之日，人人可近，燥烈之日，非积雪凝寒，开冰解冻不可近。"由此可见，虚寒之证宜温存，寒实之证可温热。

患者多病久病，疾病迁延，加上高龄，心肾阳气亏虚日益加重；胸阳不振，胸闷反复，卫外不固，多汗易汗，阳气不足，无力推动血脉运行，脉道不畅，则脉缓。下肢水肿，乃阳虚水泛，外溢肌肤所致。肾司二便，肾开窍于耳，肾虚膀胱气化不利，失聪、尿频；腑行不畅，则便结，"气不虚不阻"，气虚气滞，故脘腹痞闷。舌暗，有瘀斑，乃气阳不足，络脉瘀阻。方取麻黄附子细辛汤合阳和汤加味。药以熟附片为君，配伍黄芪、党参、熟地黄大甘之品，温补心肾，"附子性焊，独任为难，必得大甘之品，如人参、熟地黄、炙甘草之类，皆足以制其刚而济其勇，以补倍之，无往不利。"菟丝子、益智仁、锁阳皆温肾阳助阳之品，有恢复肾脏主水以及蒸腾气化功能。黄芪、党参又健脾中土，使气血生化有源，充盈脉道，猪苓、茯神健脾利水，养心安神，四药相合，促进心主血脉、脉合神功能。阴阳互根互用，"善补阳者，必阴中求阳，则阳得阴助而生化无穷。"故方以生地黄、麦冬、制何首乌之品滋阴养血，促使阳气生化无穷。因脉道有瘀，故以当归、丹参、景天三七之属活血化瘀，通利脉道。

● **案5**　刘某，男性，70岁。

[**初诊**]　2010年4月13日。

主诉：心悸1个月余。

病史：近1个月来，患者无明显诱因下出现心悸，伴有咳嗽咽痒，痰似白色泡沫样，于外院门诊查心电图示"完全性左束支传导阻滞"，心超示"左心增大，左房增大，左室壁收缩功能减弱，二尖瓣中度反流，左室舒张、收缩功能均减低，EF 20%"。外院拟"扩张型心肌病""酒精性心肌病""心功能Ⅳ级""高脂血症"。刻下，时有心悸，活动后乏力肢软，无胸闷气促，纳可便调。有饮酒史30余年，否认高血压病史，有"胆囊炎、胆囊结石"史。舌淡，苔薄腻，脉弦细滑，偶有歇止。两肺呼吸音粗，未闻及明显干湿啰音，心率：64次/分，律不齐，心音低，双下肢无浮肿。心电图示：完全性左束支传导阻滞。心超示：左心增大，左房增大，左室壁收缩功能减弱，二尖瓣中度反流，左室舒张、收缩功能均减低，EF 20%。三酰甘油4.15 mmol/L，胆固醇6.58 mmol/L。

辨治：气虚血瘀，痰瘀交阻之证；治拟行气活血，化痰通络。

处方：玉米须30克，茶树根30克，白芥子9克，灵芝草9克，景天三七9克，苦参6克，生白果6克，生槐花9克，荷叶9克，葶苈子（包煎）30克，老君须9克，猪茯苓（各）30克，大狼把草15克，佛耳草9克，合欢皮9克，平地木15克，虎杖15克，龙须草9克，水红花子9克，血余炭6克，葛花9克，枳椇子9克，降香（后下）6克，郁金9克，玉竹9克，海浮石30克，海蛤壳30克，蝉蜕9克，麦冬9克，炙瓜蒌皮9克，水蛭6克。7剂。

[二诊] 2010年4月20日。

苔薄，脉细滑，咳减颇显，痰咯泡沫样，活动后、体位变更后多见头晕。心率72次/分，律齐，便调，纳馨。

处方：原方加白僵蚕9克、皂角刺9克。

[随访] 患者坚持门诊中西医结合治疗，心悸症状明显改善。半年后，心功能较前改善，血脂复查各项指标数值均有下降。

按 心悸是指患者自觉心中悸动，惊惕不安，甚则不能自主的一种病症。除心脏神经症外，各种器质性心血管病变，如冠心病、原发性心肌病、风湿性心脏病、先天性心脏病、病毒性心肌炎、肺源性心脏病、高血压性心脏病等，各种原因引起的心脏搏动增强，心率、心律或心脏传导方面的异常变化，临床上均可以心悸症状为突出表现。

患者平素饮食不节，久食膏粱厚味之品，饮酒30余年。损伤脾胃，脾运失调，水谷不能化生气血精微，反而变生痰浊，上犯心胸，遂至心悸。若心脉痹阻，则可出现胸闷心痛，故初诊以灵芝草、景天三七、大狼把草补气养血，虎杖、血余炭、郁金行气活血；白芥子、葶苈子、水红花子、海浮石，海蛤壳等化痰消瘀。现代药理学研究表明玉米须、茶树根、苦参、白果、荷叶等具有不同程度降血脂、抗心律失常等作用，故运用于本方以增强疗效。葛花、枳椇子则有解酒毒作用。

● 案6 陆某，女性，43岁。

[初诊] 2014年3月27日。

主诉：反复心悸2年。

病史：心悸，"室上速"史2年，有惊吓史，乏力，或有气短，无汗，经调，纳可，寐安，或有口干，二便调，脘安。舌红，苔薄，脉细小弦。

辨治：心血不足，气机阻滞；治当补血养心，理气安神。

处方：淮小麦30克，炙甘草3克，大枣9克，生熟地黄（各）9克，百合9克，炒知柏（各）9克，丹参皮（各）9克，紫贝齿15克，龙齿15克，磁石30克，炒柴胡9克，枳壳9克，制香附9克，八月札9克。14剂。

[二诊] 2014年4月10日。

脉细小弦，苔薄。乏力，气短，心率104次/分，未闻及早搏。

处方：原方加白河车5克，青皮9克，五味子10克，莲子心3克，莲子肉10克，玄参9克，苦参9克，生白果9克。

[三诊] 2014年4月29日。

脉细小弦，苔薄。心率 83 次／分，闻及早搏 3 次／分，药后稍安，口无干渴，纳可，寐安，大便或有不实，经调，经行 3 日，未净。

处方：原方加女贞子 9 克，墨旱莲 9 克，黑豆衣 9 克，炒当归 9 克，桑椹子 9 克，益母草 9 克，柏子仁 12 克。

[四诊] 2014 年 5 月 15 日。

脉细小，苔薄。或有乏力，便稀，日一行，或有腹痛。

处方：原方加仙鹤草 15 克，葛根 9 克。

[五诊] 2014 年 5 月 29 日。

脉细小滑，苔薄。便调，药后余皆安好，经行 4 日未净。

处方：原方加连翘炭 9 克。

[六诊] 2014 年 6 月 12 日。

脉细小，苔薄。或有胸闷。

处方：原方去白河车，加白扁豆 30 克。

按 《济生方》言："惊悸者，心虚胆怯之所致也，且心者君主之官，神明出焉，胆者中正之官，决断出焉，心气安逸，胆气不怯，决断思虑，得其所矣。或因事有所大惊，或闻巨响，或见异相，登高涉险，惊忤心神，气与涎郁，遂使惊悸。"《证治汇补·惊悸怔忡》："人之所主者心，心之所养者血，心血一虚，神气失守，神去则舍空，舍空则郁而停痰，痰居心位，此惊悸之所以肇端也。"本患者心悸始于"惊吓"，而《金匮要略》云："妇人脏躁，喜悲伤，欲哭，象如神灵所作，数欠伸，甘麦大枣汤主之"；又云："百合病，不经吐下、发汗，病形如初者，百合地黄汤主之。"故初诊针对该患者何氏以甘麦大枣汤合百合地黄汤养心安神，柴胡、枳壳、八月札、香附等疏肝理气，配合龙齿、紫贝齿、磁石镇惊宁心，牡丹皮、知柏、丹参清热活血，患者服后症情略有改善，遂后守法，酌加益气养心、清热补肾、养血安神之品，患者诸证渐安。

何氏点评 治心悸之初当尽力寻其诱因，本例系"惊吓"致悸，在养心安神定悸之时，治其惊恐伤及肾志之本，乃渐获其效。

（三）原发性高血压案

• **案 1** 沈某，男性，36 岁。

[初诊] 2014 年 5 月 29 日。

主诉：反复头晕胀两年余。

病史：患者近两年来头晕头胀时有，即至外院就诊，确诊为原发性高血压病，未服用降压药治疗，血压多为 160/90 mmHg，最甚达 220/140 mmHg，平素性格急躁。有中度脂肪肝史 4 年，伴高三酰甘油血症（2014 年 3 月三酰甘油 4.3 mmol/L）。刻下：血压 170/100 mmHg，头晕头胀时作，纳可，大便调畅，尿色黄，多梦。脉细小滑，苔薄腻。

辨治：湿浊内阻，肝风内动；治当化湿泄浊，平肝息风。

处方：桑叶 12 克，桑白皮 12 克，薏苡根 30 克，车前子（包煎）30 克，玉米须 15 克，苦参 9 克，白果 10 克，蝉蜕 9 克，灯心草 3 克，茯神 15 克，远志 5 克，炒黄连 5 克，栀子 12 克，丹参 9 克，牡丹皮 9 克，莲子心 3 克，莲子 9 克，苦丁茶 12 克，决明子 12 克，青葙子 12 克，天麻 15 克，石决明 30 克，白蒺藜 9 克，潼蒺藜 9 克，女贞子 12 克，墨旱莲 12 克，仙鹤草 12 克，土茯苓 15 克，石打穿 15 克，怀牛膝 15 克，虎杖 15 克，槐花 15 克，炒黄柏 15 克，炒知母 15 克，炒黄芩 12 克，羚羊角粉 2 支（冲服）。7 剂。

［二诊］　2014 年 6 月 5 日。

脉细小弦，苔薄腻。药后血压 140/95 mmHg，头晕好转，稍有目胀，脘安，纳馨。治守前法。

处方：原方加泽泻 9 克，淡竹叶 9 克。14 剂。

［三诊］　2014 年 6 月 19 日。

脉细小，苔薄腻。药后血压已平，头晕好转，唯近 2 日进食不慎，便溏，日二行。证属脾胃湿热，肝郁肾虚之证；治拟清热利湿，益肾平肝之法。

处方：葛根 9 克，炒黄芩 9 克，炒黄连 3 克，炒白术 9 克，炒白芍药 9 克，炒山药 18 克，猪苓 9 克，茯苓 9 克，仙鹤草 9 克，枸杞子 9 克，薏苡根 30 克，玉米须 15 克，灯心草 3 克，车前子（包煎）30 克，牡丹皮 9 克，丹参 9 克，炒柴胡 9 克，炒枳壳 9 克，生槐花 9 克，生蒲黄（包煎）12 克，苦参 9 克，白果 9 克，桑白皮 12 克，滑石 15 克，潼蒺藜 10 克，白蒺藜 10 克，天麻 15 克，藿香 10 克，佩兰 10 克，荷叶 10 克，杜仲 18 克，怀牛膝 9 克，巴戟天 9 克，女贞子 9 克，墨旱莲 9 克，红景天 15 克。

按　清代《风劳臌膈四大证治》云："血浊气滞，则凝聚为痰。"何氏认为高血压当有责之于土湿侮木一端之说，该患者高脂血症、高血压病与饮食不节制，致脾虚湿阻，土湿侮木，肝风内动有关，故予化湿泄浊、平肝息风之剂。方中薏苡根、车前子、玉米须、苦参、白果、灯心草、炒黄连、莲子、苦丁茶、土茯苓、石打穿健脾化湿泄浊；桑叶、桑白皮、生栀子、牡丹皮、决明子、青葙子、天麻、石决明、白蒺藜、潼蒺藜、羚羊角粉平肝息风；女贞子、墨旱莲、炒黄柏、炒知母、炒黄芩、茯神、远志、莲子心养阴清热安神；怀牛膝、仙鹤草、虎杖、槐花、丹参补虚活血。二诊患者诉目胀，考虑为湿重所致，故增予泽泻、淡竹叶加强化湿。三诊患者脾胃湿热，致便溏故予葛根、炒黄芩、炒黄连、炒白术、炒山药、藿香、佩兰清脾胃湿热；猪苓、茯苓、灯心草、车前子、薏苡根、玉米须、苦参、白果、滑石化湿泄浊；炒柴胡、炒枳壳、炒白芍药、潼蒺藜、白蒺藜、天麻、牡丹皮平肝息风；杜仲、怀牛膝、巴戟天、女贞子、墨旱莲、仙鹤草、枸杞子、红景天、生槐花、生蒲黄、丹参补肾活血。由此案可知何氏治疗高血压并非一味化湿泄浊，而是活血通瘀与化湿泄浊兼顾，滋水涵木与扶土抑木并使，注重整体观念。

- **案2**　阎某，女性，70岁。

[初诊]　2008年12月2日。

主诉：反复头昏胀10年，加重1年。

病史：患高血压病10余年，近1年来，血压不稳定，收缩压偏高，头昏头胀，活动后气短喘促，咳嗽，夜间甚，痰少色黄艰咯，口黏。近7日舌尖疮痛，咽燥，寐欠酣，纳可，便调，舌苔薄，脉细小弦滑。血压175/80 mmHg。另有慢性支气管炎病史10年余。

辨治：眩晕病，金不制木证；治予佐金平木之法，即清泄肺热、润肺止咳、清肝泻火，佐以养心安神并治。

处方：生地黄12克，桑叶9克，桑白皮9克，地骨皮9克，浙贝母9克，炙瓜蒌皮9克，南沙参9克，北沙参9克，百合9克，玉竹9克，麦冬9克，丹参9克，牡丹皮9克，生栀子9克，赤芍药9克，白芍药9克，玄参9克，凤凰衣9克，锦灯笼9克，柏子仁9克，酸枣仁9克，合欢皮30克，淮小麦30克，茯神30克，川贝母3克，淡竹叶3克，灯心草3克，莲子心3克，玉蝴蝶3克，甘草3克。7剂。

[二诊]　2008年12月9日。

患者服药7日后，舌疮痛瘥，咳喘减。效不更方，守方续服1个月后，血压降至145/80 mmHg左右，头昏头胀等诸症减轻。

按　患者年已古稀，五脏渐亏，又久咳致肺气阴损耗，金衰不能制木，阴虚不能敛阳，肝阳上亢，故头昏头胀。叶天士《临证指南医案·肝风》有云："……头胀耳鸣火升。此肝阳上郁。清窍失司。"亦说明头昏头胀乃肝阳上亢之象。肝本不甚热，因金衰而旺，肺金不胜心火，木来侮金。肝火上逆侮肺，肺失宣降，出现气逆而咳；肺喜润恶燥，肝火灼伤肺金，故痰少色黄艰咯，咽燥，口黏。患者患慢性支气管炎10余年，迁延未愈，邪恋伤肺，使肺脏虚弱，气阴耗伤，肺气不得宣降，动则耗气而出现气短而喘。《医效秘传·

不得眠》将失眠病机分析为"夜以阴为主，阴气盛则目闭而安卧，若阴虚为阳所胜，则终夜烦扰而不眠也"。此患者为肺阴虚，肝阳亢，阴虚为阳所胜，心肝火旺，神不守舍而致寐欠酣。虚火上炎而舌尖疮痛。脉滑主热证。舌苔薄，脉细小弦滑为阴虚火旺之象。

何氏以泻白散为主方清泄肺热、润肺止咳、清金制木以清肝泻火。清代王子接《降雪园古方选注》卷中："肺气本辛，以辛泻之，遂其欲也……桑皮其气薄，不燥不刚，虽泻而不伤于娇脏……肺苦气上逆，急食苦以泄之，故复以地骨皮之苦，泄阴火，退虚热，而平肺气……使以甘草，缓桑、骨二皮于上，以清肺定喘。"

何氏曰："肺虚则肝实，木实金平之。"用甘凉滋润之品麦冬以清金保肺，麦冬多液而甘寒，培肺金主气之源，而气不可郁。土为金母，子病则母虚，用甘草调补中宫生气之源，而金有所持。金燥则水无以食气而相生，母令子虚矣，用生地黄滋肾阴以上通生水之源，而金始不孤。配合桑叶、炙瓜蒌皮、浙贝母、川贝母、南沙参、北沙参、百合、玉竹等品清泄肺热、润肺止咳，实乃佐金平木也。肺津得复，邪热得清，肝火得降，则头昏头胀、咳嗽气喘、咽燥诸症渐缓也。

何氏方中蕴含百合地黄合酸枣仁汤合甘麦大枣汤清肝泻火、养心安神。《金匮要略论注》曰甘麦大枣汤"小麦能和肝阴之客热，而养心液……肺脏润，肝气调，燥止而病自除也"。百合地黄汤中百合气味甘寒，入心、肺二经，有清心安神、保肺益气之功，用之清肺热。生地黄甘寒入心经，能养脉凉血，用之滋阴降火。两药合用，可清脉中郁热而安定心神，配合酸枣仁酸甘化阴，治阴虚火旺所致失眠。

● **案3**　胥某，女性，69 岁。

[**初诊**]　2002 年 9 月 21 日。

主诉：头晕反复发作 10 年，加重 2 个月。

病史：高血压 10 余年，最高为 185/105 mmHg，近年服氨氯地平 5 毫克，每日 1 次，血压基本维持在 140/90 mmHg 以下。但头昏头晕日益加剧，心中悸动不适，纳少，大便干结，隔两三日一行，或有脘腹痞胀，平素情志悒郁，舌淡红，苔薄黄腻，脉细弦。血压 135/90 mmHg。心率 84 次/分，律齐，未闻及早搏，下肢不肿。头颅 CT 未见明显异常。颈椎 X 线片示符合颈椎病改变；心电图示 ST-T 改变。

辨治：肝气郁滞，脾虚湿阻；治拟疏肝理气，和中化湿。

处方：柴胡 10 克，枳壳 15 克，赤芍药 10 克，青皮 9 克，陈皮 6 克，茯苓 18 克，蔻仁（后下）3 克，丹参 30 克，制大黄 12 克，大腹皮 10 克，台乌药 9 克，党参 9 克，厚朴花 3 克，姜半夏 9 克，黄连 2 克，生姜 10 克，藿苏梗（各）9 克。7 剂。

[二诊]　2002 年 9 月 27 日。

舌淡红，苔薄黄腻，脉细。药后症舒，头昏头晕减，心转安，纳仍欠馨，腰酸楚，便干不结，每日一行，血压 135/85 mmHg。郁结肝气渐舒，但湿邪未得净化，筋骨脉络不畅；再守原方，稍事出入。

处方：原方厚朴增至 9 克，加滑石（打）30 克，杜仲 30 克，虎杖 12 克；制大黄减至 9 克。7 剂。

[三诊]　2002 年 10 月 5 日。

苔薄，脉细。头昏头晕已平，心中安，纳馨，性情渐愉悦；但夜寐不安，易醒，乏力神疲，血压 120/75 mmHg。肝气日渐条达，湿浊得以泄化，继守原方增益。

处方：原方加仙鹤草 30 克，龙齿（先煎）30 克。7 剂后，自行停服氨氯地平，随症调治数月，诸症尽失，血压亦平稳正常，甚是喜悦。

按　此患者高血压与其肝郁气滞，脾虚湿阻有关。何氏治疗此型的基本方为：柴胡、枳壳、青皮、陈皮、八月札、香附、郁金、淮小麦、大枣、赤芍药、白芍药。胃腹痞痛加木香、紫苏梗；腹泻加葛根、薏苡仁、荷叶、藿香、佩兰；肝火犯胃，泛酸加炙刺猬皮、吴茱萸、黄连、海螵蛸、煅瓦楞子等。《类证治裁》中言"凡上升之气，自感而出。肝木性升散，不受郁遏，郁则经气逆，为噫、为胀、为暴怒胁痛、为胸满不食、为飧泻……皆肝气横决也。且相火为木，木郁则化火，为吞酸胁痛……风依于木，木郁则化风，为眩、为晕、为舌麻、为痉、为痹、为类中，皆肝风震动也"。患者平素肝气多有抑郁不舒，而肝、脾两脏木土相关，肝主条达，脾主健运，木郁抑遏不畅，土受木制，脾失宣化之功，水谷停滞为浊，发为诸症。故首方以柴胡、枳壳、青皮、台乌药疏达肝气；少佐黄连泻心火以平肝木。木盛则土衰，姜半夏、茯苓、党参燥湿健脾以培敦阜之土气；蔻仁、藿香梗、紫苏梗、厚朴、陈皮、大腹皮理气和胃以畅中宫之气滞；赤芍药、丹参行血，制大黄行滞；生姜暖胃和中，培护中土。二诊脾虚湿重，经脉不畅，故加滑石，厚朴花增量，化湿行气；杜仲、虎杖强筋通脉。三诊加仙鹤草、龙齿健脾安神，以治脾胃不足，气血乏源，神不守舍。诸药合用，肝气得舒，脾气得健，而症自除。

● **案4**　陈某，女性，44 岁。

[**初诊**]　2002 年 9 月 8 日。

主诉：反复头晕头胀 2 年，加重伴呕恶 1 个月。

病史：患者有高血压病史 2 年余，头晕、头胀时有发作；自服珍菊降压片 2 片，每日 3 次，血压不稳定，维持在（150～160）/（90～105）mmHg。近 1 个月，朝起头晕、头昏蒙，口干苦，泛恶作呕，肢困体倦，纳少口黏；舌质淡红，苔薄白，脉细滑。血压为 156/100 mmHg。

辨治：脾失健运，湿浊中阻，清阳不升，浊阴不降，清窍失养；治拟健运脾土，化湿泄浊。

处方：姜半夏 9 克，姜竹茹 6 克，陈皮 3 克，生白术 30 克，猪茯苓（各）18 克，泽泻 15 克，苦参 10 克，枸杞子 9 克，制何首乌 9 克，仙鹤草 18 克，功劳叶 9 克，炒当归 9 克，丹参 30 克，大枣 15 克。7 剂。

[**二诊**]　2002 年 9 月 15 日。

舌质淡红，苔薄白，脉细弦滑。头晕症减未平，口无干苦，中脘不适，漾漾欲泛，指麻，易乏力；血压 140/96 mmHg。脾土不振有恢复之机，但胃土仍失于和降，且络中有瘀阻之象；拟原意出入，增益降逆和胃通络之品，盖胃腑以和降为贵。

处方：原方去泽泻；加益母草 9 克，旋覆花（包煎）6 克，生姜 2 片，猪茯苓各增至 30 克。7 剂。并嘱其珍菊降压片减量，改为 1 片，每日 3 次，观其变。

[**三诊**]　2002 年 9 月 22 日。

舌质淡红，苔中根微黄腻，脉细弦滑。头晕未作，指麻消失，中脘泛恶减，但纳谷欠馨，乏力神疲，唇红，血压 146/94 mmHg。痰郁日久，化热伤阴，治拟养阴生津，理气和胃，清化痰热。

处方：生地黄 10 克，麦冬 30 克，石斛 10 克，柴胡 5 克，八月札 10 克，厚朴花 9 克，佛手 9 克，竹茹 6 克，旋覆花（包煎）9 克，丁香 4.5 克，姜半夏 9 克，炙瓜蒌皮 10 克，平地木 15 克，生黄芪 15 克，黄芩 10 克。7 剂。

[**四诊**]　2002 年 9 月 29 日。

苔薄黄，脉细弦滑；头晕、头胀或有发作，脘痞、纳少。血压 145/85 mmHg。阴伤渐复，湿热已有化机，但尚未清彻，再拟健运脾土、清化湿热之剂。

处方：姜半夏 10 克，竹茹 6 克，陈皮 6 克，茯苓 15 克，厚朴 3 克，滑石（打）30 克，黄连 3 克，黄芩 10 克，煨葛根 10 克，煨木香 10 克，仙鹤草 30 克，黑豆 30 克，薏苡仁 30 克，藿佩（各）9 克，荷叶 9 克，紫苏梗 9 克。

7 剂。

[随访] 7 剂后，薄黄之苔渐化，纳增，体力恢复，中焦复健运之常，诸症向愈，血压渐正常平稳。

按 此患者血压升高责之脾土不运，水湿内停，浊邪上犯。何氏治疗此型的基本方为：姜竹茹、竹沥（姜）半夏、陈皮、厚朴花、苦参、苦丁茶、炒苍白术等；热痰加黄连、炒黄芩；脾虚，乏力明显加功劳叶、仙鹤草、景天三七、生炙黄芪；气滞，胃腹疼痛加陈皮、郁金、木香、八月札；胃中痞满泛恶加藿香、佩兰、荷叶、紫苏梗、旋覆花、丁香；土湿侮木，肝郁木旺加天麻、生石决明、菊花、蔓荆子等。《症因脉治·痰证论》中曰："湿痰之症，身或热或不热，体重足酸，呕而不渴，胸膈满，时吐痰，身体软倦。"患者因中气不足，脾气虚弱失于施布，故水湿不化，湿聚成痰；而湿为阴邪，湿困脾土，不仅损伤脾气，甚至戕伐脾阳；而且土湿可反侮肝木，木郁不达，化火生风，夹痰湿走窜，变生诸症。首诊燥湿健脾，以杜生痰之源，中土健运则痰湿自化。二、三诊，因痰湿郁久，一则痹阻脉络，二则化热伤津；故酌加黄连、黄芩清化痰热；益母草利水湿、通血脉，生地黄、麦冬、石斛养阴生津。四诊，因络瘀已除，阴伤渐复，而脾虚湿热又显，再拟健运中土，清化湿热之剂以击鼓再进，使水湿得利，痰浊得泄，瘀阻得通，湿热得清，气化复常，浊降清升，中焦枢机恢复，邪却病去。

● 案5 周某，女性，67 岁。

[初诊] 2009 年 3 月 2 日。

主诉：发现血压升高 10 余年，头晕 2 年。

病史：患者 10 年前因体检发现血压偏高，最高达 160/100 mmHg，诊断为"高血压病"，但无特殊不适，长期服用降压药治疗，血压基本控制在正常范围，近两年无明显诱因，血压不稳定急剧升高，最高达多 180/105 mmHg，头晕，无房旋、呕恶，无肢体感觉及功能障碍，多次体检未见异常提示，平素心动缓慢，间或心悸胸闷，甚或胸痛彻背，口苦，乏力神疲，寐欠酣，多梦扰，纳可，便调，畏寒怯冷。舌暗淡，苔腻白，脉细沉缓，血压 165/100 mmHg，四肢肌力、肌张力正常，生理反射存在，病理反射未引出，双下肢无浮肿。头颅 CT 示未见明显异常。心电图示窦性心动过缓，ST - T 轻度改变。

辨治：阳气不足，脾肾亏虚，心神失养之证；治拟温阳益气，健脾补肾，酌以和血安神。

处方：熟附片 5 克，炒苍白术（各）10 克，炒当归 15 克，炒党参 10 克，炙黄芪 12 克，全瓜蒌（切）10 克，薤白头 10 克，沉香（后下）3 克，紫石英（先煎）18 克，生白果 9 克，砂蔻仁（各，后下）3 克，牛膝 9 克，益母草 18 克，巴戟天 6 克，益智仁 9 克。7 剂。

［二诊］　2009 年 3 月 9 日。

苔薄，脉细。药后症安，纳馨，怯寒，苔薄，脉细。

处方：原方加紫贝齿（先煎）30 克，炒怀山药 15 克。14 剂。

［三诊］　2009 年 3 月 23 日。

脉细小弦，苔薄症平稳，胸痛未见，偶有隐痛，怯寒已解，一周来血压维持在（124~140）／（86~74）mmHg，心率 68 次/分。

处方：原方加桑椹子 15 克，枸杞子 15 克，玉米须 10 克，山茱萸 18 克。14 剂。

［随访］　患者经中药治疗半年余后，诸症明显改善，冬令时改服用膏方，病情一直稳定。

按　高血压的中医治疗，大多从"眩晕"病证入手。基于《黄帝内经》之"诸风掉眩，皆属于肝"（《素问·至真要大论》）经典理论，相当一段时期，平肝潜阳、平肝息风法被称为中医治疗高血压病的主要大法。何氏认为，对于中医经典的理解，以文释义，或是望文生义者不占少数。就"诸风掉眩，皆属于肝"而言，若深刻理解之的话，就不应将句中"肝"仅仅解释为"肝阳"或是"肝风"。肝有气、血、阴、阳之分，因此，"诸风掉眩，皆属于肝"之"肝"除了肝阳内动、肝风上亢外，也可能是肝气郁结、肝血不足、肝阴亏虚，或是肝阳虚损等。由此，高血压的辨证治疗也应该是多元化的。

本例患者头晕，高血压偏高不稳定，同时伴有畏寒怯冷，舌暗淡，苔腻白，细沉缓，从八纲辨证入手，属于虚证、寒证、里证、阴证。根据病情，何氏采用了有别于以往治疗高血压的辨证思维，拟温阳益气，健脾补肾，酌以和血安神法，因辨证准确，方药得法，故而行之有效。

（四）先天性心脏病案

● **案 1**　胡某，男性，6 岁。

［初诊］　2013 年 9 月 30 日。

主诉：先天性心脏病术后 6 年，臌胀 1 年余。

病史：先天性心脏单心室，肺动脉闭锁，于出生后 1 个月（2007 年）初次手术，迄今已 6 年，第二、第三次 PT 分流术分别于 2008 年 10 月、2011 年 11 月进行。第三次术后 3 个月（2012 年 2 月）出现大量胸水，曾行胸腔闭式引流，胸水未尽而出现大量腹水。刻下：纳少，喜饮，形瘦，腹膨脐突，腹壁青筋暴露，精神萎靡，神情忧伤，下肢无肿，便尚调，在服呋塞米，B超示胸腹腔积液。脉细小，苔薄微腻。

辨治：臌胀，心肾阳虚、血瘀水泛之证；治当温阳养心益肾，活血化瘀利水。

处方：桃仁9克，红花6克，炒当归9克，玉米须15克，炒赤芍药9克，炒白芍药9克，炒酸枣仁15克，灵芝草9克，景天三七15克，生黄芪10克，水红花子9克，蝉蜕9克，白僵蚕10克，地龙10克，土鳖虫10克，蜈蚣1条，全蝎5克，平地木15克，薏苡根30克，猪苓30克，鸭跖草30克，大腹皮30克，八月札10克，郁金10克，葶苈子（包煎）20克，大枣10克，麦冬10克，五味子6克，麦芽30克。7剂。

[二诊]　2013年10月30日。

期间患者家属诉患儿腹围减，精神转佳，自行配药服用1个月。

呋塞米口服量已减，尿线变粗，无咳喘，大便二三日一行，如羊屎。诊其脉小，苔薄。

处方：原方加桑白皮12克，太子参9克，竹叶9克，厚朴花9克，椒目3克，佛手花9克。14剂

[三诊]　2013年12月9日。

患儿腹已平软，无腹膨脐突，精神活泼，纳佳，大便隔日，畅行无燥结，已停用呋塞米。

处方：原方加坎炁1条。14剂。

其后患儿母亲视患儿腹部情况，将三诊方剂间断服用，3个月至半年复诊1次，两年后9月适龄入学，正常参加课业活动，成绩优秀，目前已停药。

按　此患儿先天不足，心肾阳虚，血瘀水泛，水走肠间，饮邪内结，壅滞气机故见腹胀、便结、尿少，津不上承为渴不喜饮，形成本虚标实、邪盛正衰的错综复杂证候。正气既虚，故不宜用甘遂、大戟之类峻下逐水的药物。患儿使用利尿剂效果不佳，故拟用前后分消之法利水消肿。予猪苓、薏苡根、鸭跖草淡渗利湿，使水饮清者从小便而出，葶苈子推饮于后，使浊者从大便而出。大腹皮宽中消胀且善下行，用此药因势以利导，并用八月札、郁金等行气以利水。鉴于水瘀互有影响，"血不利则为水""瘀阻可使水道更阻，瘀散可使水随气行"。用桃仁、红花及一系列虫类药物如地龙、土鳖虫、蜈蚣、全蝎等活血化瘀，辅佐心脉运行，以利水饮运化。恐小儿正气不足，攻伐伤正，故使用灵芝草、生黄芪、麦冬等药物益气养阴。复诊时，患者尿量增多，但大便

仍旧干结，故加椒目增加后消之力。取《金匮要略·痰饮咳嗽病脉证并治第十二》"腹满，口舌干燥，此肠间有水气，己椒苈黄丸主之"之意。并使用厚朴花、佛手花加大行气之力，竹叶淡渗利湿。小儿脏腑娇嫩、易虚易实，故尤重顾护正气，加用太子参补益正气，意寓"水不自行，赖气以动"。三诊时腹膨脐突改善，腹水明显消退，大便亦畅。顾念肾为水火之宅，阴阳互根，故在正盛邪退之机加用坎炁，以阴中求阳，少火生气，运化水液，以善其后。

● **案2**　林某，男性，4岁。

[**初诊**]　2011年2月15日。

主诉：先天性心脏病术后3年。

病史：患者有先天性心脏病，出生后1个月行手术迄今3年。先后3次心脏彩超示：① TGA行ASO+肺动脉支架置入术后；主动脉瓣上狭窄，肺动脉狭窄；肺动脉反流。② 室间隔缺损，似补完整。③ 动脉导管结扎完整。④ 二尖瓣狭窄。术后3年内反复肺部感染。刻下，咳嗽，痰多艰略，伴有气喘，喉间或可闻及哮鸣之声，纳欠馨，多汗，便调，寐安，口不渴。两肺呼吸音粗，可闻及细湿啰音，散在哮鸣音，心率88次/分，律齐，双下肢不肿。

辨治：咳喘病，肺脾气虚，肾元不足；治拟补肺健脾，益肾纳气之法。

处方：仙鹤草15克，功劳叶9克，南北沙参（各）9克，大狼把草15克，炒党参9克，炒白术芍（各）9克，灵芝草9克，景天三七9克，生黄芪9克，生怀山药12克，白扁豆12克，玉竹12克，糯稻根15克，坎炁1条，五味子3克，炙鸡内金9克，生山楂9克，六神曲9克，生熟地黄（各）9克，厚朴花6克，大枣9克。7剂。

[**二诊**]　2011年2月22日。

脉小，舌净。多汗，凌晨或见咳数声，无痰。偶或闻喘鸣之声。治守前法。

处方：原方加柏子仁9克，莲子肉9克，佛手花6克，茯苓9克，麦冬9克，生黄芪增加至15克，生熟地黄各增加至18克。14剂。

[**三诊**]　2011年3月8日。

脉小，舌净。汗出已减，纳少，大便日行，近无咳痰之声。

处方：原方加生白果5克，百合9克。14剂。

[**四诊**]　2011年3月17日。

脉小滑数，苔薄腻白。咳痰喘。

处方：生白果9克，苦参9克，生栀子9克，炒黄芩9克，桑白皮12克，姜半夏9克，紫菀9克，款冬9克，白芥子9克，苏葶子（各）12克，葶苈子（包煎）30克，浙贝母9克，鱼腥草15克，蝉蜕9克，桔梗3克，旋覆花（包煎）9克，羌独活（各）9克，蒲公英15克，炙甘草6克，大枣9克，炒柴前胡（各）9克。7剂。

[五诊]　2011年4月7日。

脉小滑，苔薄微腻。咳痰喘已控制，大便已行，纳可，多汗。

处方：淮小麦30克，炒党参9克，柏子仁9克，苦参6克，生白果9克，浙贝母9克，鱼腥草9克，葶苈子（包煎）15克，炒当归9克，生熟地黄（各）9克，炒苍白术（各）9克，生黄芪9克，炒柴前胡（各）9克，枳壳9克，炙瓜蒌皮6克，桂枝3克，细辛2克，姜半夏6克，茯苓9克，龙骨（先煎）30克，牡蛎（先煎）30克，炙枇杷叶9克，大枣9克，炙甘草3克。7剂。

[随访]　患者症情平稳，长期门诊随访中。

按　患者基础疾病为先天性心脏病术后，刻下主症为咳嗽气喘。古有"实喘者有邪，邪气实也；虚喘者无邪，元气虚也"以及"实喘责肺，虚喘责肾"之谓。该患儿先天禀赋不足，又经心脏手术元气大伤，故元阳亏虚，不能抵御外邪而发病，所谓"邪之所凑，其气必虚"。仙鹤草、功劳叶、灵芝草、景天三七益气补虚；炒党参、生黄芪、炒白术、生怀山药、白扁豆健脾化痰。气虚同源，阴阳互根，张景岳言："善补阳者，必阴中求阳，则阳得阴助而生化无穷。"坎炁为血肉有情之品，滋阴填精，纳气平喘，合五味子、玉竹、生地黄、熟地黄的养阴生津之品，寄寓阴中求阳之意。坎炁益肾。"汗为心之液"，气不摄津则多汗，尤其与心之气阳亏虚有关。有"汗津同源""津能载气"，因此汗多不仅伤津，又可耗伤心气，加重心之气阳亏虚，故用糯稻根固表止汗。其中，炙鸡内金、生山楂、六曲消食化积，厚朴花理气宽胸，大枣健脾调和诸药。前期先寓意调补，之后根据病情或攻，或攻补兼施，药量一如成人，并无二致。

（五）心功能不全案

● **案1**　叶某，女性，85岁。

[初诊]　2007年8月30日。

主诉：气喘、胸闷6年余，加重伴腹胀半月余。

病史：患者有冠心病、心房颤动、心功能不全病史6年余，素有胸闷及双下肢水肿。半个月前曾出现急性肾衰竭，尿少，血肌酐升至243 U/L，考虑因心功能不全、血容量降低导致的急性肾前性肾衰竭；并且患者心率缓慢，2007 年 8 月 14 日心电图示缓慢型心房颤动伴完全性房室传导阻滞。后经积极补液、强心利尿等治疗，患者尿量逐渐增多，8 月 14—18 日，尿量维持在 3 500～5 000 ml；之后逐渐减少，8 月 19—23 日，尿量维持在 2 300 ml 左右，近 1 周尿量为 1 200 ml 左右。目前患者肾功能正常。但气喘、气促，动辄加剧，咳不甚，间或胸痞闷，纳少，腹胀如鼓，大便不畅，2～3 日一行，溲短赤；B 超示有胸水、腹水、以腹水明显。有痛风病史 10 余年，1 个月前右踇趾曾出现红肿疼痛；有脑梗死病史 5 年，遗有右侧肢体活动欠利；有糖尿病史 2 年余，以餐后 2h 血糖增高为主，药物控制，血糖基本正常。舌质干红乏津，苔薄微黄；脉沉细结。神清，慢性面容；呼吸急促，呼吸 26 次/分；心率 56 次/分，律齐，两肺呼吸音粗，肺底可及细湿啰音；双下肢水肿。心电图示异位心律，心房颤动，ST－T 改变；血肌酐 243 μmol/L，尿酸 586 μmol/L；空腹血糖 6.4 mmol/L；餐后 2 小时血糖 8.9 mmol/L；血脂中总胆固醇、三酰甘油均偏低；白蛋白 29 g/L，偏低。

辨治：气阴不足，水液潴留，虚风内动；治拟滋阴补液，息风定惊，养心利水。

处方：炙鳖甲（先煎）15 克，炙龟甲（先煎）15 克，龙牡（各，先煎）30 克，生地黄 30 克，天花粉 15 克，玉竹 10 克，生黄芪 30 克，白僵蚕 15 克，地龙 15 克，坎炁 1 条，桑白皮 30 克，竹叶 9 克，莲子心 3 克，五味子 4.5 克，生白果 9 克，苦参 9 克，生何首乌 30 克，郁金 9 克，八月札 12 克，全瓜蒌 12 克，甜苁蓉 9 克，鹿角片（先煎）5 克，炒知柏（各）9 克，牛膝 15 克，虎杖 15 克，鸭跖草 30 克，葶苈子（包煎）30 克，沉香（后下）3 克，桃仁 9 克。7 剂。

［二诊］　2007 年 9 月 6 日。

舌质干红已改善，呈现淡红之象，但仍乏津；舌中根微有薄黄苔，脉沉小细弱结代。喘渐平，肿已消。胃纳欠馨，腹胀满减，溲如常，大便转调。心、脾、肾之气皆有来复，津液虽亦有来复，但仍口干饮少。原方续进，稍事出入。

处方：原方去生何首乌、龟甲、鹿角片，加山茱萸 15 克，巴戟天 12 克，土茯苓 30 克，鹿衔草 15 克；炒知柏（各）增至 12 克，天花粉增至 30 克。14 剂。

［随访］　药后症趋稳定。出院后，仍于何氏门诊定期就诊，半年后复查血尿酸、血肌酐均有所下降，但未降至正常范围。

按　患者多种疾病缠集于一身，即患有冠心病、心房颤动、心功能不全，糖尿病，痛风，病情疑难、危重。住院期间发生急性肾衰竭，并出现完全性房室传导阻滞。目前双侧胸腔积液、腹水，腹胀如鼓。根据患者症状特点，可从中医"喘证""水肿""臌胀"等疾病入手，进行辨证施治。

先前治疗以"心"为主，而兼治他脏；现阶段则以治疗脾、肾两脏，尤以肾脏为要，即调理脾、肾之阴阳，因阴阳失衡是当前病证之关键。五脏之中，脾为后天之本，肾为先天之本，肾藏精，而脾散精，精有阴阳之分，精能化为气血，脾不能散精以及肾精亏虚，均可导致气血不足，阴阳失衡。"阴平阳秘，精神乃治"，否则疾病丛生。何氏认为，患者此阶段应以舌脉辨证为主，并参照病史。患者舌脉证显示一派气阴不足之象，故治疗重在补益气阴，以达到阴阳平衡。本患者若从"喘证"入手辨证，则宜以虚喘为主。

就心功能不全而言，大多医家依据喘证、水肿辨证，并善从阳虚论治，即振奋心阳、温补脾肾等，方剂以真武汤为代表。何氏提出，真武汤并不是治疗心力衰竭的唯一方法。若将从阳虚论治视为治疗心功能不全之常法，动辄用真武汤、苓桂术甘汤之类，温阳利水消肿，即某病属某证，某证用某方，如此则进入了辨治疾病的误区，甚至脱离了中医辨证施治之精髓。20世纪70年代，时值冬季，何氏曾用黄连阿胶鸡子黄汤治疗一位心力衰竭患者，效果显著。其辨证要点：首先，患者恶寒不恶寒，其典型表现在于冬令之际，敞胸露怀，并将四肢置于被外；其次，舌红少苔。

本患者辨证要点：① 舌质干红乏津，苔薄黄，大便不畅等，提示体内阴津匮乏，并有郁热。② 脉沉细结，乏力神疲，动辄气喘、气促，为气虚之象，即脏腑整体功能衰竭。③ 无四肢不温，无畏寒怕冷，无小便清长，无大便溏薄等阳虚内寒诸症。患者证属气阴不足，津液输布失常，水液潴留。病变涉及五脏，但病情始发责之于心，进而导致肺、脾、肾三脏虚损，水液代谢异常。患者阴津不足尚有可观依据，即住院期间发生的急性肾衰竭之后的多尿期，24小时尿量达 4 500 ml 左右，持续 1 周，之后尿量减少，诱发喘促。小便量多，直接导致体内津液不足。因此，治宜滋阴补液、息风定惊、养心利水。方以二甲为君，一则滋补阴液，二则可补充蛋白质。生地黄、玉竹、天花粉、生何首乌、五味子生津敛液。气血同源，气能生血，故黄芪补气生血。阴阳互根，故取鹿角片、甜苁蓉、坎炁 1 条阳中求阴。方中葶苈子、沉香泻肺纳气平喘；鸭跖草温阳利水强心；竹叶、莲子心清心火；白僵蚕、地龙祛风止痉平喘。诸药相合，滋阴血以复气阳，补肺肾以匡正气，并息风利水，以期诸恙渐失。

方中取生地黄、生何首乌、生黄芪，而不用蜜炙，是因患者有糖尿病，防蜜炙药品含糖量高增高血糖。其中生何首乌一味尚有润肠通便之效，但中病即止，防其伤肝之弊。

● **案2**　刘某，男性，72岁。

[**初诊**]　2005年3月26日。

主诉：心悸、胸闷痛5年，加重伴头晕2个月。

病史：患者有扩张型心肌病5年余，长期口服美托洛尔、地高辛等药物，但仍心悸阵阵，胸闷或痛，牵及后背；近2个月伴见头晕，乏力神疲，肢体沉重，活动后气短，登楼尤甚，四肢不温，面色晦暗、虚浮，纳谷乏味，足肿，小溲短少，大便尚调。否认高血压、糖尿病等慢性疾病史。心脏彩超提示扩张型心肌病，EF为42%。刻下舌质暗淡，有瘀象，苔薄白；脉弦滑。精神萎软，面色少华；颈静脉充盈不显；心率82次/分，律齐，两肺呼吸音低，肺底可及细湿啰音；颈静脉回流征阴性；双下肢凹陷性水肿。

辨治：心肾气衰，血瘀脉中，邪湿内蕴；治拟大补元气，以助活血通脉，化湿御邪。

处方：熟附片3克，鹿角片（先煎）4.5克，炒党参10克，生黄芪15克，炒白术15克，灵芝草10克，景天三七10克，紫苏梗10克，香附15克，高良姜6克，骨碎补10克，丹参15克，桃仁10克，水蛭3克，益母草15克，炙甘草6克，淮小麦30克，大枣12克，白芥子9克，橘络2克。7剂。

[**二诊**]　2005年4月2日。

舌质暗淡，有瘀象，苔薄根黄，脉弦。药后症减，心悸，胸闷痛有减，但感乏力，气急；纳可，但受寒后则中脘不适。治守前法。

处方：原方加炮姜炭10克，高良姜增至9克。7剂。

[**随访**]　原方加减，随症调治一年余，症情平稳，复查心脏彩超示EF增至55%。

按　扩张型心肌病中医辨证多为脏腑虚损，心阳不振，水湿停聚，痰瘀内阻；治疗以振奋心阳为主，同时燥湿健脾，化痰通络，调理肺肾多法并用。何氏针对扩张型心肌病之病因病机，临证多选用熟附片、桂枝、干姜、苦参、丹参、虎杖、茯苓、薏苡仁、白果、杜仲等加减治疗。若咳嗽气促者加紫苏子、白芥子、厚朴；咽痛口干者，加玄参、马勃、挂金灯；心悸失眠者，加远志、合欢皮；胸水者，加葶苈子、汉防己；腹水者，加大腹皮、生姜皮、车前草；食欲不振者，加陈皮、砂仁、蔻仁、炒三仙；颈板强直者，加葛根、威灵仙；肢体酸痛者，加姜黄、石楠叶。

患者年已古稀，体弱久病，心肾阳气受损，脏腑失于温煦，气血运行受阻发为本病。心主血脉，五脏六腑、四肢百骸无不赖心血以养之。然心血运行，需心气推动，而心气旺盛与否，则取决于肾气之盛衰，肾中阳气是人体生命之根基。肾气亏虚，命门火衰，若心之气、阳受损，鼓动无力，心血瘀阻，心神失养；若脾阳不得肾阳温运，脾肾两虚，脾之运化无权、肾之开阖不利，水湿停聚。故方以熟附片、鹿角片、骨碎补大补元气，温肾祛寒，振奋心阳；炒党参、生黄芪、炒白术、灵芝草、景天三七健脾益气；紫苏梗、香附、高良姜理气温中；丹参、桃仁、水蛭、益母草活血通脉，化瘀利水；白芥子、橘络燥湿化痰；炙甘草、大枣、淮小麦调和诸药，健运脾胃。本方集温阳益气扶正、活血化瘀祛邪为一体，标本兼治。

● **案3**　苏某，男性，62岁。

[**初诊**]　2012年8月2日。

主诉：反复胸闷30余年，加重伴心慌，气短2年。

病史：患者有肥厚型心肌病30余年，患者2010年12月因"心慌、气短4日"于第一人民医院住院治疗，经查诊断为"肥厚型心肌病，心脏扩大，心功能不全，心功能Ⅱ级，心律失常，持续性心房颤动，右侧胸腔积液，胆囊炎"，经治疗后症情好转出院。平素多心慌、气短，大便日行，脘腹痞胀，夜寐尚安。一年前查有"胆红素偏高，糜烂性胃炎"；"结肠纤维瘤"史，已行手术治疗；无高血压史。血压130/90 mmHg。脉小，苔薄微腻白。（2012年5月25日）外院心超示全心扩大，以双房为主（左房内径62 mm），轻中度二尖瓣反流，轻中度肺动脉高压（45 mmHg），EF 55%。

辨治：湿浊冲心，气虚血瘀；治拟化湿降浊，益气活血之法。

处方：玉米须15克，薏苡根30克，灵芝草9克，炙黄芪10克，羊蹄根15克，虎杖15克，生山楂15克，白芥子9克，茯苓15克，猪苓9克，苦参9克，白果肉6克，青皮6克，木香9克，瓜蒌皮9克，炒黄连6克，石见穿15克，石打穿15克，白花蛇舌草15克，大狼把草15克，桑白皮12克，葶苈子（包煎）15克，大枣10克，平地木9克。7剂。

[**二诊**]　2012年8月9日。

脉细小滑，不匀，苔薄。心慌，气短，脘腹痞胀，经中药调治较前改善，纳可，夜寐欠安。治守前法。

处方：玉米须15克，白芥子15克，灵芝草9克，景天三七15克，桑白皮12克，大狼把草15克，生山楂9克，虎杖15克，羊蹄根15克，水红花子9

克，苦参 6 克，白果肉 6 克，合欢花 9 克，柏子仁 9 克，酸枣仁 9 克，瓜蒌皮 9 克，石见穿 15 克，石打穿 15 克，白花蛇舌草 15 克，龙葵 15 克，厚朴花 6 克，莪术 6 克，王不留行 6 克，灯心草 3 克。14 剂。

[三诊]　2012 年 8 月 23 日。

脉细结滑，苔薄腻白。心慌，气短已安，寐短易醒，脘腹隐痛，痞胀改善，得矢气较舒，无嗳气吞酸，纳可，便调，即刻心率 63 次/分，房颤律，脉细结滑，苔薄腻白。治守前法。

处方：原方加炒苍术 9 克，炒白术 9 克，炒枳壳 9 克，茶树根 9 克，滑石 15 克，紫苏梗 9 克，荷叶 9 克。14 剂。

按　气为血之帅，推动津液输布、排泄。患者年逾六旬，久罹肥厚型心肌病，素体气虚，致瘀血、湿浊阻滞心胸，肺为水之上源，主宣降、通调水道，因水湿盛于里，泛滥不降而逆，上凌于心肺，致胸闷、心悸、夜难卧平。《黄帝内经》云："诸气愤郁，皆属于肺。"方中炙黄芪、灵芝草、大狼把草、大枣益气补虚；羊蹄根、虎杖、生山楂活血化瘀；玉米须、薏苡根、茯苓、猪苓、苦参化湿降浊；青皮、木香、瓜蒌皮、平地木理气宽胸；桑白皮、葶苈子、白芥子、白果肉泻肺利水定喘；炒黄连、石见穿、石打穿、白花蛇舌草清热解毒燥湿。二诊加景天三七、水红花子、莪术、王不留行活血；合欢花、柏子仁、酸枣仁、灯心草安神。三诊加炒苍术、炒白术、炒枳壳、茶树根、滑石、紫苏梗、荷叶理气健脾化湿。诸药相合，共奏化湿降浊、益气活血之功。患者因虚致实，虚实夹杂，故治疗中需扶正祛邪，标本兼顾。

何氏点评　肥厚型心肌病尚缺成熟治疗用药经验，亟待收集临床有效病例及时总结。从目前来看，年轻人、中年人、老年人皆有见之，从正虚气弱寒盛，从气滞痰盛饮停瘀阻湿浊，从肾不温化、脾不健运、肝不条达、肺不宣化肃降、心不安守，发为心喘、心水、心悸、心胀、心痛，或兼有邪侵直凌心君，诸多机制有待探讨。

（六）病毒性心肌炎案

● 案1　章某，女性，40 岁。

[初诊]　2009 年 12 月 3 日。

主诉：心悸两年余，加重 1 个月。

病史：患者 2 年前一次"感冒发热"后，出现心悸早搏，2008 年曾查 24 小时动态心电图示室性早搏 9 000 余次，因服用抗心律失常类药物均感不适，故一直服用中药治疗，如"振源胶囊、诺迪康"等，后改服"参松养心胶囊"，病情时有反复。近 1 个月来，因工作繁忙，心悸早搏频繁，心烦易怒，口干苦喜饮，或有耳鸣。舌偏红，苔薄腻，脉结代。心率 72 次/分，心律不齐，早搏 8 次/分。

辨治：心肝火旺，心神不宁之证；治拟清肝泻火，宁心安神。

处方：丹参皮（各）9 克，生栀子 9 克，炒柴胡 9 克，炒黄芩 9 克，郁金 9 克，苦参 9 克，生白果 9 克，八月札 9 克，橘叶 9 克，橘络 3 克，灵芝草 9 克，景天三七 9 克，淮小麦 30 克，生甘草 6 克，大枣 9 克，紫贝齿（先煎）30 克，龙齿（先煎）30 克，青黛末（包煎）6 克，炒黄连 3 克，厚朴花 6 克，百合 9 克，炒知柏（各）9 克。7 剂。

[二诊] 2009 年 12 月 10 日。

苔薄，脉结代，即刻闻及早搏 8 次/分，药后多矢气，便调，寐艰，经调。

处方：丹参皮（各）9 克，生栀子 9 克，炒柴胡 9 克，姜半夏 9 克，炒黄芩 9 克，炒黄连 6 克，苦参 9 克，生白果 9 克，炒党参 15 克，生黄芪 15 克，炒白术芍（各）9 克，炒怀山药 9 克，灵芝草 9 克，景天三七 9 克，大狼把草 30 克，生熟地黄（各）12 克，山茱萸 9 克，巴戟天 9 克，生楂曲（各）15 克，莱菔子 9 克，炙鸡内金 9 克，连翘 9 克。14 剂。

[三诊] 2010 年 1 月 21 日。

脉小弦，苔薄。药后心中渐安，停药后则又见心悸，头晕，寐艰，多梦，乏力，即刻律齐，未闻及早搏。2009 年 12 月 11 日外院复查 24 小时动态心电图示室性早搏 10 035 个。

处方：原方加五味子 6 克，决明子 12 克。14 剂。

[随访] 中药治疗半年余，症情渐趋平稳，心悸早搏减少。

按 心悸病证，《素问·三部九候论》称之为"叁伍不调者病"。可见，心悸患者脉象常有相应变化，或脉来缓慢，或脉律不齐等，如《灵枢·根结》中所说："持其脉口……乍数乍疏也。"

本例患者采用丹栀逍遥散、甘麦大枣汤加减，并配合重镇安神之品治疗，其中，苦参、生白果为何氏治疗心律失常之常用对药。苦参为豆科植物，含苦参碱以及金雀花碱等，研究发现，本药有降低心肌收缩力、减慢心率、延缓房性传导以及降低自律性等作用，对各种快速性心律失常患者具有一定的疗效。而青黛、连翘均有清热解毒之功效，现代药理研究显示，两种药物均有抗病毒作用。何氏在临证中常用于新发的病毒性心肌炎患者及心肌炎后遗症伴咽喉疼痛者。

● 案2 李某，男性，47 岁。

[初诊] 2009 年 12 月 26 日。

主诉：心悸早搏2个月，发热1日。

病史：患者有"病毒性心肌炎"史2年，经治好转，停药一载。近2个月来，早搏心悸频见，目前已在服用普罗帕酮，100 mg，每日3次，易多感冒，汗多，尤以寐中为甚。昨夜体温38℃，头枕痛，咽痛，大便日二三行，寐欠酣，多梦扰。肝血管瘤手术5年，胆囊切除3年，椎间盘手术史15年。舌淡红，苔薄微腻，脉细弦滑。血常规基本正常；心电图示窦性心律，室性早搏。

辨治：风热袭表，入里趋肠，肝郁气结，心神不宁之证；治拟解表利咽，清热燥湿，疏肝解郁，宁心安神。

处方：栀子豉汤、桔梗汤、丹栀逍遥散、银翘散、葛根芩连汤加味。生栀子12克，淡豆豉12克，生地黄12克，桔梗3克，生甘草3克，炒葛根9克，炒黄芩9克，炒黄连3克，丹参皮（各）9克，炒柴胡9克，象贝母9克，大枣9克，炒当归9克，炒赤芍药9克，连翘12克，金银花9克，青黛末（包煎）6克，苦参6克，生白果9克，玄参9克，羌独活（各）9克，生黄芪9克，灵芝草9克，马勃（包煎）6克，蒲公英30克，鹿衔草15克，八月札9克。14剂。

[二诊]　2010年1月9日。

苔薄腻，脉细弦滑，药后寐已见酣，寐汗已减，心悸改善，咽疼基瘥，纳增，大便日2行，头枕痛未已，间日见，即刻律齐，未闻及早搏。

处方：苦参6克，生白果9克，生黄芪9克，炒白术9克，炒赤白芍药（各）9克，薏苡仁30克，姜半夏9克，陈皮6克，茯苓9克，茯神30克，厚朴3克，砂仁（后下）3克，灵芝草9克，景天三七9克，丹参9克，生熟地黄（各）9克，合欢花9克，北秫米（包煎）30克，炒党参9克，柏枣仁（各）15克。14剂。

[随访]　中药汤剂治疗至今，病情渐趋平稳。

按　患者有心肌炎病史，近2个月来感冒与心悸交替频见，因发热后心悸再发1日来诊。其病证，中医当属"心悸"范畴，证属风热扰心型，兼有他证。观其舌脉，脉细弦滑，苔薄微腻，为湿浊内阻之象。首诊方选复方，治拟栀子豉汤、桔梗汤、丹栀逍遥散、银翘散、葛根芩连汤加味。其中生栀子、淡豆豉、连翘、金银花、青黛末、蒲公英疏风解表，清热解毒；桔梗、生甘草、马勃利咽止痛，象贝母止咳化痰；当归、生地黄、玄参护阴宁心；鹿衔草、炒黄芩、炒黄连、炒葛根清热利湿，升清降浊；羌活、独活祛风除湿；柴胡、八月札疏利肝胆。二诊之时，随症加减，灵活辨治。14剂后诸症渐趋安好。

● **案3**　刘某，女性，34 岁。

[**初诊**]　2014 年 2 月 27 日。

主诉：反复胸闷心悸 2 个月。

病史：2 个月前感冒发热伴见胸闷心悸，Holter 示室性早搏 1 960 次，190 阵室性心动过速，295 次成对室性早搏，28 阵二联律，6 阵三联律，停搏大于 2.5 秒 10 次，最长停搏 5.88 秒，经服美托洛尔、辅酶 Q10，2 月 20 日复查 Holter 尚安好，唯心悸、胸闷依然，寐艰胆怯，经调。刻症胸闷心悸，寐艰胆怯，经调，纳可，二便调。舌淡红，苔薄微腻，脉细小。

辨治：心气亏虚，心血不足；治拟养血益气，宁心安神。

处方：生黄芪 12 克，大狼把草 15 克，金银花 12 克，连翘 12 克，太子参 15 克，丹参皮（各）9 克，柏枣仁（各）12 克，茯神 10 克，远志 5 克，苦参 9 克，大青叶 9 克，生白果 9 克，灵芝草 9 克，景天三七 15 克，柴胡 6 克，益母草 9 克，制香附 9 克，桑椹子 12 克，墨旱莲 9 克，女贞子 9 克，炒川芎 6 克，炒当归 9 克，炒赤白芍药（各）9 克，炒苍白术（各）9 克，淮小麦 30 克。7 剂。

[**二诊**]　2014 年 3 月 13 日。

脉细弦，苔薄。胸前噎塞感，天气阴寒雨湿之时明显，虽 2014 年 3 月 4 日 Holter 正常，但仍有心悸之感。

处方：原方加生熟地黄（各）12 克。14 剂。

[**三诊**]　2014 年 3 月 27 日。

脉细小弦，苔薄。药后肠鸣多气攻，大便不实，口干多饮，胸时闷，经水将应，纳可。

处方：茯苓神（各）9 克，柏枣仁（各）9 克，炒柴胡 9 克，枳壳 9 克，焦楂曲（各）9 克，桂枝 5 克，炒苍白术（各）9 克，炒怀山药 9 克，防风己（各）9 克，北秫米（包煎）30 克，砂蔻仁（各，后下）3 克，泽泻 9 克，陈皮 6 克，灵芝草 9 克，景天三七 15 克，炙黄芪 9 克，生白果 9 克，苦参 6 克，炒党参 12 克，紫贝齿 9 克，代赭石 9 克，制香附 9 克，益母草 9 克。14 剂。

[**四诊**]　2014 年 4 月 17 日。

脉细小滑，苔薄，大便已调，心悸早搏之感改善，经水将净。

处方：原方加苦参 3 克，生熟地（各）9 克，连翘 12 克，炒黄芩 9 克，炒黄连 3 克，丹参皮（各）9 克，生栀子 9 克，去苍术、防风己、泽泻、桂枝。14 剂。

[**五诊**]　2014 年 5 月 8 日。

脉细小，苔薄，舌尖红。心悸好转，胸痞，查有乳腺小叶增生。

处方：炒柴胡6克，太子参9克，八月札9克，橘络6克，橘叶15克，橘核30克，瓜蒌皮9克，枳壳9克，郁金9克，丹参皮（各）9克，灵芝草9克，景天三七15克，北秫米（包煎）30克，淮小麦30克，茯苓神（各）9克，远志6克，生白果6克，女贞子9克，墨旱莲9克，黑豆衣9克，苦参6克，生地黄9克，麦冬9克，柏枣仁（各）9克。14剂。

［六诊］　2014年6月5日。

脉细小弦，苔薄。心悸胸闷2日，纳可，经调。

处方：原方加五味子10克。

［七诊］　2014年7月10日。

脉细小，苔薄，劳后胸闷，或有心悸，纳可，寐艰。

处方：淮小麦30克，柏枣仁（各）9克，瓜蒌皮9克，枳壳9克，五味子6克，北秫米（包煎）30克，仙鹤草9克，功劳叶9克，炒柴胡9克，炒白术芍（各）9克，厚朴花6克，茯神9克，炒怀山药9克，陈皮6克，黑豆衣9克，女贞子9克，墨旱莲9克，炙黄芪9克，景天三七15克，灵芝草9克。14剂。

按　心悸指心跳不宁的疾患，出自《伤寒论·辨太阳病脉证并治》，简称悸。其重症为怔忡。在病因病机方面，张仲景认为心悸有因虚弱而血不荣心和水饮凌心的不同。元代《丹溪心法》认为，虚证多属血虚，实证多为痰饮。清代《医林改错》《血证论》又补充了瘀血导致心悸的内容。心悸以虚为本，以实为标，临床上极易见到本虚标实的病证，应权衡轻重缓急，辨证施治。《景岳全书·怔忡惊恐》："怔忡之病，心胸筑筑振动，惶惶惕惕，无时得宁者是也。此证惟阴虚劳损之人乃有之，盖阴虚于下，则宗气无根，而气不归源，所以在上则浮撼于胸臆，在下则振动于脐旁，虚微者动亦微，虚甚者动亦甚。"患者外感后耗伤气血，气虚血少，血不养心，故而胸闷心悸，外感后期损及心阴，以致心火内动，扰动心神，故夜不安寐。一诊治以黄芪、灵芝草、景天三七、大狼把草益气生血，四物汤为基础，补血、养血、调血、活血共用；二诊女贞子、墨旱莲滋肾养阴，合茯神、远志、淮小麦、柏枣仁养心血安神，另加柴胡、益母草、香附、丹参疏肝活血理气，还不忘以银翘、大青叶等驱邪达表。药后患者心悸略减。三诊患者肠鸣气攻，大便不实，遂予健脾助运化湿通阳之法，患者心悸渐平，大便转调。五诊患者胸痞，因有乳腺小叶增生宿疾，故再酌以疏肝理气通络之方，患者诸症渐安。

何氏点评　本例青年女性急性病毒性心肌炎患者，Holter示有短阵室性心动过速，有大于 2.5 秒之停搏，最长又达 5.88 秒，岂能心安理得，泰然相处，其气郁滞，其心难安，亦在所必然。诸般因由，总以邪热毒凌心而致，病毒性心肌炎虽清热解毒祛邪为其要，然辨证阴阳气血寒热标本虚实仍不可忘，每次用药坚守与加减均在于此，故而本例用药或清热毒，或宁心神，或调理肝气，或通络脉，或益气阴，则皆可明了。

● **案 4**　李某，女性，42 岁。

[**初诊**]　2014 年 3 月 20 日。

主诉：胸闷心悸 6 个月。

病史：近 6 个月胸闷心悸时作，曾有上呼吸道感染史，于外院就诊查 Holter 示室性早搏 788 次/小时，诊断为病毒性心肌炎，已服美托洛尔、曲美他嗪等。刻下胸闷心悸仍见时作，夜寐欠安，纳可，便调。血压 130/80 mmHg，苔薄，脉沉细小。

辨治：心阴不足，气血亏虚；治拟滋养心阴，气血双补。

处方：生黄芪 12 克，大狼把草 15 克，淮小麦 30 克，连翘 12 克，太子参 15 克，丹参 9 克，牡丹皮 9 克，柏子仁 12 克，酸枣仁 12 克，茯神 10 克，远志 5 克，苦参 9 克，大青叶 9 克，白果肉 9 克，灵芝草 9 克，景天三七 15 克，炒柴胡 6 克，益母草 9 克，制香附 9 克，桑椹子 12 克，墨旱莲 9 克，女贞子 9 克，炒川芎 6 克，炒当归 9 克，炒赤芍药 9 克，炒白芍药 9 克，炒白术 9 克，炙甘草 6 克。7 剂。

[**二诊**]　2014 年 3 月 27 日。

脉细弦，苔薄。药后诉胸闷时有，心悸改善。治守前法。

处方：生地黄 12 克，熟地黄 12 克，生黄芪 12 克，大狼把草 15 克，淮小麦 30 克，连翘 12 克，太子参 15 克，丹参 9 克，牡丹皮 9 克，柏子仁 12 克，酸枣仁 12 克，茯神 10 克，远志 5 克，苦参 9 克，大青叶 9 克，白果肉 9 克，灵芝草 9 克，景天三七 15 克，柴胡 6 克，益母草 9 克，制香附 9 克，桑椹子 12 克，墨旱莲 9 克，女贞子 9 克，炒川芎 6 克，炒当归 9 克，炒赤芍药 9 克，炒白芍药 9 克，炒苍术 9 克，炒白术 9 克，炙甘草 6 克。14 剂。

[**三诊**]　2014 年 4 月 9 日。

脉细小弦，苔薄。药后胸闷心悸改善，4 月 2 日复查 Holter 未见早搏。唯见腹胀便溏。证属肝郁湿阻，气血两亏；治拟疏肝化湿，健脾养心。

处方：茯苓 9 克，茯神 9 克，柏子仁 9 克，酸枣仁 9 克，炒柴胡 9 克，炒枳壳 9 克，六曲 9 克，桂枝 5 克，炒白术 9 克，炒苍术 9 克，炒山药 9 克，山楂炭 9 克，防风 9 克，汉防己 9 克，北秫米（包煎）30 克，砂仁（后下）3 克，豆蔻（后下）3 克，泽泻 9 克，陈皮 6 克，灵芝草 9 克，景天三七 15 克，炙黄芪 9 克，白果肉 9 克，苦参 6 克，炒党参 12 克，紫贝齿 9 克，代赭石 9 克，制香附 9 克，益母草 9 克。14 剂。

　　按　患者平素气血不足，故脉细小，复感于热邪，耗气伤阴，发为心悸。故治以滋养心阴、补益气血之剂，酌加清热之品。方中生黄芪、太子参、炒当归、炒川芎、景天三七、灵芝草、炒赤芍药、大狼把草、益母草、丹参益气养血；桑椹子、墨旱莲、女贞子、炒白芍药、柏子仁、酸枣仁、茯神、远志、淮小麦滋养心阴；柴胡、制香附、苦参、白果肉、炒苍术、炒白术、连翘、大青叶、牡丹皮理气清热化湿。《景岳全书·怔忡惊恐》曰："凡治怔忡惊恐者，虽有心脾肝肾之分，然阳统乎阴，心本乎肾，所以上不宁者，未有不由乎下。"二诊患者症情好转，故加益肾之品。三诊心悸改善唯腹胀、便溏，故予炒柴胡、炒枳壳、制香附、陈皮、白果肉、苦参、泽泻、汉防己、砂仁、豆蔻疏肝化湿；炒白术、炒苍术、炒山药、炒党参、六曲、山楂炭、防风、桂枝、茯苓、茯神、柏子仁、酸枣仁、北秫米、紫贝齿、代赭石、益母草、景天三七健脾养心。心肌炎发病早期正气耗伤，邪气未去，故治疗宜扶正祛邪兼施，扶正不恋邪，祛邪不伤正。

　　何氏点评　由本例可知邪正相关之理，选方用药不离乎此，则合也。

二、肺系病脉证并治

（一）上呼吸道感染案

● **案 1**　张某，男性，9 岁。

[**初诊**]　2007 年 3 月 12 日。

主诉：发热 5 日，伴咳嗽。

病史：感冒发热 5 日，咽痒，咳嗽，咳剧腹痛，血白细胞偏低，夜有惊怯。患儿有哮喘史。刻下患儿发热，体温 38.5℃，咳嗽，咽痒，胃纳不馨，大便不畅，夜寐不酣，或有惊怯，苔薄白腻，脉小滑。

辨治：感冒，风寒湿外袭，肝风内动；治拟清热解表化湿，平肝息风止惊，化痰止咳平喘。

处方：青黛末（包煎）9克，贯众9克，白鲜皮18克，炒赤白芍药（各）30克，生地黄15克，生栀子18克，淡豆豉12克，麦冬30克，姜半夏9克，紫苏叶9克，紫苏梗9克，柴前胡（各）9克，白前9克，大狼把草15克，炒苍白术（各）9克，生薏苡仁30克，厚朴花6克，山豆根3克，桃杏仁（各）9克，象贝母9克，蝉蜕9克，桔梗3克，白僵蚕9克，生白果9克，羚羊角粉（分吞）1.2克，龙齿（先煎）30克。3剂。

医嘱：避风寒，禁食辛辣。

[二诊] 2007年3月15日。

脉小，苔薄白腻。药后患儿咳减，胆怯状已解，纳少，寐不酣，身热已退清。治拟健脾燥湿化痰，疏肝行气和胃。

处方：姜半夏9克，陈皮6克，炒苍白术（各）9克，茯苓9克，厚朴9克，砂蔻仁各（后下）3克，炒柴胡9克，生薏苡仁30克，远志6克，全瓜蒌12克，葶苈子（包煎）30克，白芥子9克，紫苏子9克，莱菔子9克，青黛末（包煎）6克，佛手6克，太子参9克，羚羊角粉（分吞）0.6克，大枣9克。7剂。

[三诊] 2007年3月22日。

脉细小滑，苔薄。药后纳谷增，咳已少，便调。治拟补气养阴益肺脾。

处方：太子参30克，茯苓15克，厚朴花6克，生黄芪9克，南北沙参（各）9克，生地黄9克，柏枣仁（各）9克，石斛9克，佛手6克，仙鹤草9克，功劳叶9克，黑豆衣9克，生怀山药9克，玄参9克，生楂曲（各）9克，谷麦芽（各）9克，大枣9克。

[随访] 服14剂后调治痊愈。

按 小儿脏腑娇嫩，形气未充，虽五脏六腑形气皆属不足，但其中尤以肺、脾、肾三脏更为突出。小儿"肺常不足"，指肺主一身之气，外合皮毛腠理，肺脏娇嫩，则卫外不固，而易为外邪所侵，肺之气赖脾散发之精微充养，脾健肺卫则能自固，反之脾虚则肺气亦弱；小儿"脾常不足"，指脾为后天之本，主运化水谷精微，为气血生化之源，小儿生长发育迅速，生长旺盛，对气血精微需求较成人相对为多，但小儿脾胃薄弱，运化未健，饮食稍有不节，便易损伤脾胃而患病。本例小儿由于风寒湿外袭，腠理为束，寒气外凝，阳气内郁，不能宣泄，正邪相搏而发热，热邪亢盛，引动肝风而致惊怯，又由于小儿形气未充，经脉未盛，卫外功能未固，故邪气每易由表而入，侵袭于肺，出现咳嗽、咽痒等症，故首方治拟清热解表化湿、平肝息风止惊、化痰止咳平喘之法。以贯众、白鲜皮、炒赤芍药、生栀子、大狼把草清热解毒，淡豆豉、柴胡、紫苏叶解表，姜半夏、炒苍白术、生薏苡仁、厚朴花燥湿健脾，青黛末、炒白芍药、白僵蚕、羚羊角粉、龙齿清肝息风，紫苏梗、前胡、白前、桃杏仁、象贝母、生白果行气化痰止咳，山豆根、蝉蜕、桔梗利咽，同时考虑热易伤阴，以生地黄、麦冬养阴。药后患儿热退，胆怯之状亦大为改善，表证已除，唯肺中有痰，痰湿困脾，故再以葶苈大枣泻肺汤、三子养亲汤、二陈汤及炒苍白术、厚朴、砂蔻仁、生薏苡仁、远志、全瓜蒌、太子参泻肺降气，健脾燥湿祛痰，炒柴胡、青黛末、佛手、羚羊角粉疏肝行气，患儿症状进一步好转。三诊考虑热病后伤阴，以调理肺脾，补气养阴为主，兼以养心平肝而使诸症得以痊愈。

● **案2**　张某，女性，33 岁。

[**初诊**]　2010 年 1 月 21 日。

主诉：咳嗽咳痰 2 周。

病史：2 周前不慎"感冒"，经治流涕、喷嚏、咽痛好转，但咳未已，咽燥，喉中有痰黏滞之感；无发热，无肢体酸楚，但畏风。经调，大便数日一行，但畅，夜寐欠酣，或有心悸。有病毒性心肌炎病史 2 年，平素心电图查有室性早搏。舌淡红，苔薄腻，脉小。咽部充血不显，扁桃体无肿大，两肺呼吸音略粗，未闻及干湿啰音。血常规正常，胸片示两肺纹理略增多。心电图大致正常。

辨治：痰湿蕴肺，肺失宣肃，土不生金之证；治拟健脾化湿，宣肺利咽，培土生金。

处方：远志 6 克，马勃（包煎）6 克，厚朴花 6 克，薏苡仁 30 克，蝉蜕 9 克，桔梗 3 克，生甘草 3 克，炙瓜蒌皮 9 克，姜半夏 9 克，陈皮 6 克，炒苍白术（各）9 克，合欢花 9 克，炒当归 9 克，生熟地黄（各）9 克，砂仁（后下）3 克，川象贝母（各）6 克，炒党参 9 克，炒防风 9 克，生黄芪 9 克。14 剂。

[**二诊**]　2010 年 2 月 9 日。

药后咳已，痰略转畅，便已畅且日行。唯今又感冒，畏寒，无汗，头胀，涕清，口干欲饮，咽燥无痛，心中安，苔薄，脉小。患者复又新感，虽有风寒束表之象，但口干，咽燥欲饮，肺络邪热可见一斑，故转方治拟清肺化痰，解毒利咽，同时疏风解表为法调治。

处方：生栀子 12 克，淡豆豉 12 克，炒黄芩 9 克，象贝母 9 克，桑叶皮（各）9 克，杭菊花 9 克，金银花 9 克，连翘 9 克，玄参 9 克，蒲公英 30 克，桔梗 3 克，生甘草 3 克，辛夷 9 克，薄荷（后下）3 克，炒荆防（各）9 克，紫苏叶9克，羌独活（各）9克，炒川芎9克，炒柴前胡（各）9克，大枣9克，炙瓜蒌仁9克，远志6克，杏仁9克，薏苡仁30克，益母草9克，制香附9克。14剂。

[三诊] 2010年3月11日。

脉细小，苔少，咽燥滞不适，口渴，咳嗽痰少，畏寒，头胀，涕清已无，便畅。表邪已解，但肺络邪热未净，气阴不足之象渐显，为促进病情向愈，益气养阴不容忽视，清解肺中余邪亦当并进。

处方：太子参9克，南北沙参（各）9克，生熟地黄（各）9克，玄参9克，石斛9克，桑叶皮（各）9克，地骨皮12克，川贝母3克，象贝母9克，炙瓜蒌皮9克，马勃（包煎）6克，桔梗3克，生甘草6克，生白果9克，山豆根6克，大枣9克，百合12克，蝉蜕9克，厚朴花9克，佛手9克，玫瑰花9克。14剂。

[随访] 14剂尽，病情痊愈。

按 咳嗽是指肺气上逆作声，咯吐痰液而言，为肺系疾病的主要证候之一。《医学入门·辨咳嗽》云："咳因为气动为声，嗽乃血化为痰，肺气动则咳，脾湿动为嗽，肺脾俱动则咳嗽俱作。"

本例咳嗽，因患者素有病毒性心肌炎病史，而该病的发生与正气不足有关。因此，何氏处理此类患者十分注意顾护正气，首诊之时，即用炒党参、生黄芪、熟地黄以健脾、补肺、滋肾，由此可见，针对病毒性心肌炎患者，何氏对于扶正方法的重视程度。而对于咽燥一症，何氏在此用药也颇有特色，初诊时用马勃、蝉蜕、桔梗、生甘草；二诊用桔梗、生甘草、薄荷、玄参；三诊时用生地黄、玄参、石斛、蝉蜕，由此可见，根据病情变化，清热解毒之品逐步递减，而养阴生津作用逐渐增强，体现了"方从法出""法随证立""方即是法"。

（二）慢性（喘息型）支气管炎案

• 案1 牛某，男性，90岁。

[初诊] 2007年1月18日。

主诉：反复咳、痰、喘10余年，加重半个月。

病史：患者有慢性支气管炎病史10余年，每当天气转寒或春、冬季节则反复咳嗽、咳痰、气喘4年，长期门诊治疗。近半个月，患者咳嗽、咳痰加重，活动后气喘明显，呈阵发性呛咳，痰少白黏，尚能咳出，无发热恶寒，无端坐呼吸，夜能平卧；入暮后头晕，纳可寐安，便调，下肢不肿。有前列腺增生病史多年。否认高血压、糖尿病病史。刻下，舌暗红，苔白腻微黄，脉象弦劲有力，但有歇止。神清，呼吸平稳，心率 78 次／分，律齐；两肺呼吸音粗，肺底可及细湿啰音及散在哮鸣音，下肢无凹陷性水肿。胸片符合慢性支气管炎改变，两下肺纹理增粗；血生化检查基本正常。

辨治：痰湿蕴肺，肺失宣降；治拟清热化痰，止咳平喘。

处方：姜半夏 9 克，陈皮 6 克，姜竹茹 9 克，制胆南星 6 克，薏苡仁 30 克，滑石 20 克，厚朴 9 克，柴前胡（各）9 克，桑叶皮（各）9 克，葶苈子（包煎）18 克，大枣 15 克，炒黄芩 9 克，冬瓜子 18 克，生白果 9 克，款冬 9 克，蝉蜕 6 克，地龙 12 克。7 剂。

［二诊］　2007 年 1 月 25 日。

苔薄白腻，脉弦滑。气逆作咳，头晕依然。治守前法。

处方：原方加旋覆梗 9 克，五味子 3 克，苦参 9 克，远志 5 克，炒苍术 9 克，炒白术 9 克，炒党参 9 克。14 剂

［随访］　药后腻苔有所退化，但仍有呛咳，脉弦。原方去款冬，加黛蛤散（包煎）9 克，补骨脂 9 克，山茱萸 9 克。前后调治近 3 个月，病情基本稳定。

按　患者此次发病，无明显的外感因素，当属中医"内伤咳嗽"范畴。患者病情有三个特点：九旬高龄，呛咳无痰，动辄气喘。证属本虚标实，其虚之由有五；一是年高体虚；二是久病多虚；三是因病致虚；四是虚象之脉，即脉虽然弦劲有力，但脉有歇止并且不数；五是实中加虚之舌象，即舌苔虽腻而微黄，但体胖质润。首诊以化痰攻邪为主，复诊则在原方基础上，考虑呛咳主要与肺胃之气上逆有关，故加旋覆梗、五味子降肺胃之气，同时加大扶正作用，即炒苍术、炒白术、炒党参，健脾燥湿以堵生痰之源；不仅有利于咳嗽缓解，并且脾运复健，浊降清升，有助于改善头晕。何氏提出，对于老年患者、慢性支气管炎反复发作的患者，在疾病康复阶段的调理，可少佐温肾纳气之品，如补骨脂、山茱萸等，因为，虽然"肺为气之主"，但"肾为气之根"，若要恢复肺之宣发与肃降功能，须依赖于肾的纳气功能，因此治疗慢性咳嗽，攻邪之时勿忘补虚扶正，即健脾益肾法，治疗当攻补兼施为宜。《医学传灯》亦言："痰色青白，稀而不稠者，肾虚水泛为痰，宜用加味地黄汤，滋水以制火，不必拘于治痰也。"何氏认为，患者年高九旬，肾虚不足客观存在，治疗中可选择山茱萸、巴戟天、杜仲、益智仁等滋肾温肾，沉香、降香纳气平喘之品。

● **案 2**　邢某，男性，82 岁。

［初诊］　2002 年 7 月 20 日。

主诉：咳嗽、咳痰反复发作 40 余年，加重伴气喘 10 年。

病史：患者有慢性支气管炎病史 40 余年，肺心病 10 余年，咳、痰、喘并见，交冬益甚，时值夏令，气候乍寒乍暖引发咳喘，且痰多色白如沫，胶黏不爽，纳可，大便数日一行，小便尚调。舌暗红，苔薄黄腻，脉弦细滑。心率 86 次／分，律齐；呼吸稍粗，呼吸 26 次／分，左胸下闻及少量湿啰音，下肢无肿。血常规、肝肾功能、血糖均正常。

辨治：脾虚痰湿，壅滞于肺之证；治拟肃肺化痰降逆，健脾助运纳气。

处方：桃杏仁（各）15 克，柴前胡（各）12 克，象贝母 10 克，苏葶子（各）30 克，青礞石（打碎）30 克，沉香（后下）3 克，白芥子 9 克，全瓜蒌（切开）12 克，旋覆花（包煎）9 克，丹参 30 克，炒当归 15 克，姜半夏 9 克，厚朴 5 克，炒党参 15 克，枳实 18 克，砂仁（后下）3 克，制熟地黄 15 克，黄芩 15 克，鱼腥草 15 克，玄明粉（冲服）6 克。7 剂。

[二诊]　2002 年 7 月 27 日。

苔薄黄腻，脉细弦滑，咳少，痰喘未平，大便 2~3 日一行。

处方：原方加陈皮 6 克，远志 5 克，大枣 15 克。

[随访]　药后症渐改善，调治半年余后，病趋平稳。

按　暑天兼受寒凉之气，引发宿饮。病机与肾虚有关，但患者不仅仅有肾虚，同时还有肺、脾两脏亏虚。因本例咳喘，是多年宿疾，恙根已深。肺脾肾之亏虚由渐而致。加上患者年逾八旬，肾气益损。肺、脾、肾三脏，脾为生痰之源，肺为贮痰之器，肾为元气之根。下虚无以治上，中虚易于化饮；肾失摄纳，肺气不降，痰饮随气上逆，留恋于肺，清肃之令不行，故咳痰喘有年。

方药应依证而设，随症化裁。初诊以桃仁、杏仁、贝母、礞石、全瓜蒌止咳平喘化痰；前胡、紫苏子、莱菔子、白芥子、旋覆花降气肃肺化痰；姜半夏、厚朴、炒党参、枳实、砂仁（后下）健脾理气助运；熟地黄、沉香补肾填精纳气。二诊时，患者咳减，然痰喘未已，故守法，酌加陈皮、远志、大枣扶土助运，一则杜生痰之源，二则培土生金，取虚则补母之意。有意思的是，本例患者在之后随访过程中，三诊之时，缘由感受新寒引动痰饮，渍之于肺，复又痰鸣量多依然；值夜为阴盛之时，饮邪窃居阳位，阻塞气机，肺胃下降之令失司，乃见痰鸣气急入夜尤甚，并见纳谷不馨。治疗仿《金匮要略·痰饮咳嗽病脉证治第十二》"病痰饮者，当以温药和之"，酌投茯苓、桂枝、苍术、白术、橘红、干姜、细辛以温化痰饮后转安。综观前后用药，寓开其上焦，清肃肺气；斡旋中枢，开启脾胃，固摄下元，纳肾顺气之大法，诸症渐平。

（三）咳嗽案

● **案 1**　葛某，女性，35 岁。

[**初诊**]　2012 年 8 月 23 日。

主诉：咳嗽 1 个月。

病史：患者近 1 个月来咳嗽，痰少，时夹血丝，咽干痛，无发热、气喘，喜饮，二便调顺，夜寐安。有过敏性鼻炎史已数年，无药、食、异物过敏史。查体两肺呼吸音清，未闻及干湿啰音，心率 72 次／分，律齐，未及病理性杂音，血压 120/80 mmHg。脉小弦，舌红苔薄。2012 年 8 月 5 日外院胸片示两下肺纹理增多模糊，胸椎侧弯畸形。

辨治：肺阴亏虚，痰热内蕴；治以清热化痰，养阴润肺之法。

处方：鱼腥草 30 克，牡丹皮 9 克，炒赤芍药 9 克，炒白芍药 9 克，芦根 10 克，白茅根 10 克，墨旱莲 10 克，女贞子 10 克，南沙参 9 克，桑叶皮（各）12 克，地骨皮 12 克，仙鹤草 15 克，炒黄芩 10 克，辛夷花 10 克，淡竹叶 9 克，连翘 9 克，焦栀子 12 克。14 剂。

[**二诊**]　2012 年 8 月 30 日。

脉细弦，苔薄微黄。药后多痰，晨起咯吐，仍见血丝，口干，纳可，便调，夜寐可。治守前法。

处方：炒黄芩 12 克，辛夷花 10 克，仙鹤草 15 克，墨旱莲 12 克，芦根 9 克，白茅根 9 克，生薏苡仁 15 克，焦栀子 12 克，瓜蒌皮 12 克，大青叶 15 克，蒲公英 15 克，鱼腥草 12 克，桑叶 12 克，地骨皮 12 克，蛤壳 15 克，海浮石 15 克，橘叶 10 克，橘络 3 克，橘核 15 克。14 剂。

[**三诊**]　2012 年 9 月 12 日。

脉细小，苔薄。药后咳痰已少，咽干已改善，纳可，便调，夜寐可，证属肺阴不足，余邪未清；治拟养阴清热，补虚润肺之法。

处方：生地黄 12 克，熟地黄 12 克，砂仁（后下）3 克，佛手 6 克，太子参 12 克，仙鹤草 9 克，功劳叶 10 克，炒山药 12 克，玄参 10 克，桑白皮 12 克，地骨皮 12 克，益母草 10 克，制香附 10 克，川石斛 9 克，芦根 9 克，白茅根 9 克，炒黄芩 9 克，辛夷花 9 克，薄荷 3 克，墨旱莲 10 克，女贞子 10 克，百合 9 克。14 剂。

按　患者咳嗽痰血 1 个月，咽干痛，舌红脉小，属久咳伤阴，痰热内蕴，方中鱼腥草、桑白皮、炒黄芩、连翘、焦栀子、牡丹皮、芦根清热化痰；南沙参、地骨皮、淡竹叶、赤芍药、白芍药、墨旱莲、女贞子养阴润肺；白茅根、仙鹤草止血；辛夷花利咽。二诊患者仍有痰多，兼有痰血，再予炒黄芩、蒲公英、大青叶、桑叶、海浮石、蛤壳、焦栀子、芦根、地骨皮、鱼腥草清热化痰；生薏苡仁、瓜蒌皮、橘叶、橘络、橘核理气化痰；仙鹤草、白茅根止血。三诊患者痰热已清，故予养阴清热利咽之剂，佐以砂仁、佛手、太子参、炒怀山药、制香附理气健脾；仙鹤草、功劳叶、益母草、白茅根补虚止血；患者为本虚标实之证，先予标本兼治，二诊急则治标，加重清热化痰用药，三诊时缓则治本，重用养阴润肺之品。

何氏点评　新感易治，久咳难治，其实不尽然，因久咳皆从新咳始，新感治而不已乃渐成久咳。学习治咳，必先从治新咳始，切不可将感冒初咳视为无关紧要之候。新感咳嗽治其要为邪在肺，邪之虑在风兼寒兼热之分，要兼顾，要分孰轻孰重，有兼见者必兼治。其次在肺者要宣清肺气，此清非指清热一词，乃指清扬之意。因为肺为娇嫩之脏，不耐邪恋，而此中易恋不去者，则以"痰"为崇，寒痰热痰则当及时驱之，否则易酿顽痰久羁。而久咳难已者属脾属肾，及或兼有木火、心火之伤，均在辨析之列。若此，则无论新久咳嗽皆在胸中。

● **案2**　徐某，女性，60岁。

[**初诊**]　2010年3月16日。

主诉：咳嗽半个月。

病史：咳嗽半个月，干咳无痰，曾于外院就诊，胸片示两肺纹理稍粗，血常规正常；已给服"复方甘草合剂、强力枇杷露"等治疗，咳嗽未已。刻下咽痒无痛，多嚏，昼少咳，夜但甚。口干苦，饮多，大便燥如羊屎，纳可。有高血压病史、抑郁症史，目前血压正常，情绪平稳。舌淡红，苔薄，脉小。听诊两肺呼吸音稍粗，未闻及干湿啰音，血压125/80 mmHg。

辨治：外邪袭肺，肺失宣降，肺气上逆；治拟疏风散邪，肃肺止咳之法。

处方：炒防风9克，乌梅9克，桔梗3克，生甘草6克，玄参9克，蝉蜕9克，仙鹤草30克，功劳叶9克，生地黄30克，炙瓜蒌仁9克，淮小麦30克，百合9克，生栀子9克，丹参皮（各）9克，玉竹9克，太子参15克，生怀山药9克，炒当归9克，五味子6克，远志6克，川贝母6克，大枣9克，炒白术芍（各）9克，白鲜皮12克，麦冬9克，青黛末（包煎）6克。7剂。

[**二诊**]　2010年3月25日。

苔中薄腻，脉小弦。咳减颇显，大便已转畅。口仍干苦，有"胃炎"史，"乙肝小三阳"史。有"早搏"史，或见心悸。中脘时痛。

处方：原方加生白果 9 克，八月扎 9 克，佛手 9 克，郁金 9 克；去生栀子。14 剂。

[随访]　药尽剂后，咳瘥。

按　本例患者，何氏从外感咳嗽论治。患者发病为三月初，春季风气当令，体弱者卫表不顾，风邪侵袭，伤及肺卫，导致肺之宣降失司，发为咳嗽。肺为娇脏，喜清润，恶燥热。患者干咳已旬日，肺失润降，而风寒束表之证则已不凸显。对此，何氏在疏风、散邪、止咳、利咽同时，及早地加入润肺、敛肺、补肺之品，祛邪扶正，标本兼顾，有的放矢，自可药到病除。

（四）肺部感染案

● **案**　沈某，男性，96 岁。

[初诊]　2008 年 2 月 21 日。

主诉：咳嗽、咳痰 1 个月，伴发热 1 周。

病史：患者无明显诱因 1 个月来咳嗽阵作，喉间痰鸣难咯，咽痒气促面浮，近 1 周伴有发热，纳少，留置胃管中；二便失禁，大便日 1~2 次，成形不干；寐安，易激动。基本不能对答，身体强直不柔和。近两年来"肺部感染"反复发作；进食呛咳，已留置胃管。无高血压、糖尿病病史。舌光红，少苔，脉弦细。两下肺呼吸音减低，两肺可及细湿啰音；腹软，肢体强直，四肢肌张力增高；双下肢不肿。血红蛋白 9 g/L；白蛋白 29 g/L。胸片示肺部感染，胸腔积液。心电图示窦性心动过速。

辨治：风温邪毒外袭，正虚邪盛，痰热阻内，上蒙清窍；治拟扶正祛邪，化痰开窍。

处方：炒当归 9 克，生熟地黄（各）9 克，陈皮 3 克，姜半夏 9 克，姜竹茹 9 克，石菖蒲 6 克，陈胆南星 6 克，天麦冬（各）12 克，远志 4.5 克，鱼腥草 18 克，炙瓜蒌皮 6 克，皂角刺 6 克，炙穿山甲 6 克，野菊花 6 克，青黛末（包煎）6 克，炒黄芩 9 克，炒黄连 3 克，象贝母 9 克，橘络 3 克，生黄芪 15 克，白僵蚕 9 克，坎炁 1 条，葶苈子（包煎）9 克，大枣 12 克，太子参 30 克，南北沙参（各）15 克，郁金 9 克，地丁草 12 克，生甘草 3 克。7 剂。

[二诊]　2008 年 2 月 28 日。

舌由光红转为淡红，薄白苔，但有剥象，脉仍有弦象。神识清多昧少，反应较前明显，咳嗽阵作，喉间有痰，色白呈泡沫状；颜面水肿已退；治守前法。

处方：炒当归 12 克，生熟地黄（各）30 克，陈皮 3 克，姜半夏 9 克，姜竹茹 4.5 克，石菖蒲 6 克，陈胆南星 6 克，天麦冬（各）12 克，远志 4.5 克，鱼腥草18克，炙瓜蒌皮6克，皂角刺6克，炙穿山甲6克，野菊花4.5克，青黛末（包煎）6克，炒黄芩9克，炒黄连3克，象贝母9克，橘络3克，川贝母粉（冲服）3克，生黄芪30克，白僵蚕15克，坎炁2条，葶苈子（包煎）15克，大枣15克，炒党参30克，南北沙参（各）15克，郁金9克，地丁草12克，生甘草3克，益智仁12克，锁阳12克，莲子肉12克，白扁豆12克，赤小豆30克，生白果6克，苦参6克，灵芝草9克，景天三七9克。14剂。

[三诊]　2008年3月13日。

舌红减轻，苔薄白；脉弦而和缓，实中带虚。患者咳、痰俱减，病情较前好转，邪稍退，而正虚依然，然口唇干燥。故温热之品暂缓用之，依病情而定。

处方：姜半夏6克，陈胆南星4.5克，石菖蒲4.5克，皂角刺4.5克，远志3克，鱼腥草15克，炙瓜蒌皮9克，野菊花3克，青黛末（包煎）4.5克，葶苈子（包煎）18克，南北沙参（各）15克，地丁草9克，益智仁15克，锁阳15克，莲子肉18克，白扁豆18克，生白果9克，苦参6克，景天三七9克，灵芝草9克，玉竹9克。14剂。

[四诊]　2008年3月27日。

舌质淡红，苔薄白微腻，无乏津之象；脉象虽弦，但和缓平和。知饥欲食，二便基本调畅，胃气有来复之象；痰转白稀，且能咯出。患者整体状况逐步改善，目前邪去正虚，胃气复来。治疗宜扶正气，肃清余邪。既往治疗重在祛痰、清热解毒，兼顾扶正，即补肾益肾；今转方以扶正为主，补脾养胃，滋肾固本，兼清逗留于肺中余邪。

处方：炒当归12克，生熟地黄（各）30克，陈皮4.5克，姜半夏6克，茯苓15克，生黄芪30克，太子参30克，炒党参30克，天麦冬（各）12克，玉竹12克，益智仁15克，锁阳15克，甜苁蓉12克，菟丝子12克，炙鳖甲9克，炙龟甲9克，石斛9克，生怀山药18克，炙穿山甲6克，皂角刺6克，青黛末（包煎）3克，野菊花3克，川贝母6克，象贝母9克，葶苈子（包煎）12克，炒白术芍（各）9克，莲子肉18克，灵芝草9克，生白果9克，白扁豆18克，赤小豆30克，坎炁2根，大枣15克，生甘草6克，远志4.5克。14剂。

[随访]　调治半年余，病情趋稳。

按　患者乃虚实夹杂证，以虚为主。药后虽然邪气有渐减之势，但脉弦，提示体内仍有病邪积聚，或为风，或为痰，或为饮等。对于脉象的认识，何氏强调，应立足中医理论指导，临证应结合脉理阐释疾病之病因病机以及发生的变化，坚持用脉理指导临床实践。不能简单认为"脉弦"即是动脉粥样硬化的表现。故在二诊时，当邪气有退却之势时，顺势加强扶正作用，根据"脾为生痰之源，肺为贮痰之器"以及"肾主水""肾虚水泛为痰"之说，调整药物剂量，生黄芪增至30克，炒当归增至12克，生地黄、熟地黄分别增至30克，健脾补肺益肾，从肺、脾、肾三脏堵生痰之源，冀病情以"顺证"方式转归。因痰热不显，故姜竹茹减至4.5克，野菊花减至4.5克，防苦寒伤胃。白僵蚕增至15克，坎炁增至2条，以化痰祛风并补充蛋白质。葶苈子加大剂量至15克，以泻肺络之邪。后舌象转变，以淡红为主，阴虚之象改善，故将太子参改为党参30克，以补气为主，生甘草增至6克，调和诸药。并加益智仁12克、锁阳12克、灵芝草9克、景天三七9克、莲子肉12克、白扁豆12克、赤小豆30克，大枣增至15克，加强益肾健脾，利水渗湿功效。药后咳、痰俱减。

何氏强调，服药期间应根据病情变化及时调整用药。① 若痰色白依然，呈泡沫状，则可选用虫类药物，如白僵蚕或地龙之属，以祛肺络及经络之风痰。② 若转为黄痰，则酌加黄芩、鱼腥草、桑白皮、地骨皮等清化热痰。③ 舌质润，舌红明显减轻，可选用桂枝、附子等温阳化饮，亦可根据饮邪情况择药而治。本方未用桂枝、附子，而仅选用益智仁、锁阳、甜苁蓉、菟丝子等重在益肾，而非温肾。

三、肝脾肾系病脉证并治

（一）脂肪肝案

● 案1　徐某，男性，31岁。

[初诊]　2012年8月2日。

主诉：反复头晕、胁胀痛半年。

病史：患者近半年来头晕、乏力时作，身重、胁肋胀痛，有饮酒史多年，纳馨，便调。（7月25日）外院B超示脂肪肝，肝功能损害，谷丙转氨酶252 U/L，谷草转氨酶151 U/L，血糖6.65 mmol/L，三酰甘油3.48 mmol/L，尿酸525 μmol/L。否认既往高血压、糖尿病史。血压150/95 mmHg，脉小，苔薄。

辨治：胁痛，肝郁血瘀，湿浊内蕴；治拟疏肝活血，化湿降浊之法。

处方：葛花 10 克，枳椇子 10 克，平地木 15 克，大蓟 15 克，小蓟 15 克，薏苡根 30 克，土茯苓 15 克，丹参 9 克，虎杖 15 克，垂盆草 15 克，生栀子 12 克，茵陈 15 克，羊蹄根 15 克，仙鹤草 15 克，功劳叶 10 克，黑豆衣 10 克，女贞子 10 克，墨旱莲 10 克，炒麦芽 30 克，酸枣仁 15 克，麦冬 9 克，生怀山药 15 克。14 剂。

嘱患者节制饮酒，戒除为佳。

[二诊]　2012 年 8 月 16 日。

脉小弦，苔薄。药后胁肋无痛，大便 3~4 日一行，下物不实。治守前法。

处方：平地木 30 克，虎杖 15 克，丹参 9 克，炒当归 9 克，决明子 9 克，苦参 6 克，苦丁茶 9 克，青葙子 9 克，五味子 6 克，垂盆草 15 克，仙鹤草 15 克，功劳叶 9 克，黑豆衣 9 克，女贞子 9 克，墨旱莲 9 克，桑椹子 9 克，猪苓 9 克，茯苓 9 克，生薏苡仁 30 克，牡丹皮 9 克，生栀子 9 克，炒知母 9 克，炒黄柏 9 克，葛花 15 克，枳椇子 15 克，生山楂 15 克，茵陈 9 克，藿香 9 克，佩兰 9 克，荷叶 15 克。14 剂。

[三诊]　2012 年 8 月 30 日。

脉小弦，苔薄。药后胁肋无痛，大便 2 日一行。治守前法。

处方：原方加制大黄 9 克，炒麦芽 15 克。14 剂

[随访]　患者药后胁肋痛已瘥，后经中药调治月余，复查相关指标，见谷丙转氨酶降至 94 U/L，谷草转氨酶 80 U/L，三酰甘油 3.32 mmol/L，尿酸 495 μmol/L。后患者长期门诊随访，嘱饮食、作息及运动与药物配合，或见胁痛胀反复，每经药物调治瘥安。

按　患者多年饮酒史，饮食不节、工作紧张，致肝气郁结，木郁克土，脾失健运，湿浊内蕴，气滞湿阻，则瘀血内生。方中葛花、枳椇子解酒毒；平地木、垂盆草、生栀子、茵陈疏肝护肝；大小蓟、丹参、虎杖凉血活血；薏苡根、土茯苓、羊蹄根化湿降浊；仙鹤草、功劳叶、黑豆衣、女贞子、墨旱莲、酸枣仁、麦冬补虚滋阴；生怀山药、炒麦芽健脾和胃。二诊加猪苓、茯苓、生薏苡仁、苦参、苦丁茶、荷叶、藿香、佩兰滑石降浊，桑椹子、牡丹皮、炒知母、炒黄柏清虚热。同时，应用理气化湿药时，尤其注意勿过用香燥。

何氏点评　此患者酒客湿家，伤脾碍胃伐肝凌心袭络，众多清化湿浊之品集于方中。西医病证之名及西医诊病之实验生化指标，不可不知，亦不可不用，但从中医药诊治则又必须紧扣"症证"方可下手。从湿浊考虑，从酒积热毒之伤分析，从现代人之生活起居劳作考虑进行辨证，则可越出治眩晕"风火痰虚"之局限，亦可迈出仅从"头痛、眩晕"的分型治疗高血压的套路，中

医药诊治高血压、脂肪肝、代谢综合征的天地广矣。

- **案2**　周某，男性，46岁。

[**初诊**]　2010年11月25日。

主诉：发现脂肪肝近1个月。

病史：患者月初单位组织体检，腹部彩超示轻度脂肪肝。血三酰甘油 2.9 mmol/L；肝功能异常，谷丙转氨酶76 U/L，γ-谷氨酰转移酶52 U/L，空腹血糖8.9 mmol/L，餐后2小时血糖14.51 mmol/L，糖化血红蛋白8.1%，尿蛋白（++）。肝区无特殊不适，但口苦。纳可，寐安，便调。有高血压、糖尿病病史多年，血压、血糖时有偏高，血压最高达160/115 mmHg。胆囊切除12年。有鼻息肉，慢性鼻炎史。舌淡红，苔微腻。脉细小。血压160/110 mmHg。

辨治：痰证，痰瘀阻内，风阳上扰；治拟化湿泻浊，息风潜阳之法。

处方：玉米须15克，茶树根15克，炒赤白芍药（各）9克，炒川芎9克，丹参皮（各）9克，桃仁9克，生蒲黄（包煎）12克，桃树胶30克，虎杖15克，生栀子12克，仙鹤草15克，功劳叶9克，杜仲15克，桑寄生15克，牛膝9克，炒黄芩9克，薏苡根30克，炒苍白术（各）9克，皂角刺9克，生怀山药12克，炒黄连3克，平地木15克，马鞭草9克，荷叶9克，泽泻9克，天麻30克，苦参9克，生白果9克，决明子15克，苦丁茶9克，石见穿15克。7剂。

[**二诊**]　2010年12月2日。

苔薄微腻，脉细弦。中脘嘈杂，便调。血压150/100 mmHg。

处方：原方加生薏苡仁30克，潼白蒺藜（各）9克，车前子（包煎）30克，羚羊角粉（分吞）0.6克。7剂。

[**三诊**]　2010年12月9日。

苔薄，质淡，脉沉小。脘嘈已失，但口苦。便调，血压145/100 mmHg。

处方：原方加玉竹9克。14剂。

[**四诊**]　2010年12月30日。

苔薄，脉小，口苦已解，血压130/100 mmHg。

处方：原方去生薏苡仁、泽泻，加生槐花12克、大小蓟（各）15克。14剂。

[**五诊**]　2011年2月10日。

脉细小，苔薄，脘安，但肢软乏力，便调。血压130/90 mmHg。

处方：玉米须15克，茶树根15克，丹参皮（各）9克，炒赤白芍药

（各）9克，仙鹤草15克，功劳叶9克，枸杞子9克，玉竹15克，黄精9克，桃仁9克，桃树胶30克，天麻15克，潼白蒺藜（各）9克，生石决明（先煎）30克，桑叶皮（各）9克，杭菊花9克，连翘9克，荷叶9克，决明子9克，灯心草3克，生楂曲（各）9克，黑豆衣9克，炒黄芩9克，平地木15克，马鞭草9克，皂角刺6克，天花粉9克，生怀山药9克。14剂。

[**随访**]　门诊治疗半年余后，血压平稳，复查血脂均有显著降低。

按　研究显示，血脂水平与痰浊密切相关。血脂升高，可视为血中痰浊的微观显现；机体脂类代谢紊乱而引起的血脂异常，其根本在于脾气的运化障碍，津液输布异常，水湿停聚，化生痰浊，痰浊入于血脉，与血裹结，以致血流不畅产生痰瘀交阻的病理现象。何氏认为，脂肪肝、高脂血症主要与津液代谢障碍有关，湿聚成痰，血气津液不清。可见津液代谢障碍是造成质代谢紊乱的主要原因。而津液产生、输布、运化，不仅仅与脾脏有关，肺、肾、三焦、膀胱等多个脏腑均参与了津液的代谢过程。因此，何氏对于脂肪肝、高脂血症治疗，健脾是其方法之一，宣肺、益肾，促进三焦、膀胱气化功能等，均为何氏临证常用治疗方法。其中玉米须、茶树根、生蒲黄、荷叶，生槐花、虎杖、决明子、苦丁茶、生白果等，均为何氏常用降血脂中药，当然临证需根据患者病情，辨证使用。

（二）慢性胃炎案

● **案1**　吴某，男性，79岁。

[**初诊**]　2007年10月11日。

主诉：胃痞满6个月余。

病史：患者胃脘痞满6个月余，进食后尤甚，漾漾而恶，纳少，食谷不馨，口干不多饮，夜尿频，5~6次；大便不畅，数日一行，曾服理气行气之剂，痞满不减。舌红，苔心薄黄；脉小弦滑。腹软、腹部各区无压痛、反跳痛；莫氏征阴性。（2007年9月）胃镜：萎缩增生性胃炎伴糜烂；腹部平片示肠道内有较多粪便积聚；肠镜未见异常。

辨治：寒热错杂之证，中焦气机痞塞，气滞因虚而致；治拟益气健脾，理气养胃，佐以清热化湿。

处方：炒党参30克，炒苍白术（各）6克，炒怀山药9克，白扁豆15克，莲子肉15克，枳壳9克，厚朴花6克，陈皮3克，姜半夏6克，姜竹茹6克，炒黄芩6克，炒黄连1.5克，吴茱萸3克，丁香3克，柿蒂9克，旋覆花（包煎）9克，旋覆梗9克，生赭石（先煎）15克，大枣9克。3剂。

［二诊］ 2007年10月14日。

苔心黄腻，脉小弦滑，药后脘腹稍宽，纳少，大便未行。

处方：原方加莱菔子9克，生升麻3克，益智仁9克。7剂。

［三诊］ 2007年10月21日。

苔黄腻转薄，脉小弦滑，药后3日大便行，痞满减而未已，纳少。

［随访］ 原方稍事出入，加谷麦芽（各）9克，调治2个月后，诸症改善。

按 痞，尤在泾言："按之濡而不硬不痛，所以然者，阴邪内陷，止于胃外，与气液相结则为痞，痞病为虚，而按之自濡耳。"痞证的病因病机，多为脾胃气伤，邪气内陷，升降失常，中焦气机痞塞所致，治疗当甘调扶虚，辛开苦降为要，气机升降畅达，则痞满自消。《伤寒论》中治疗痞证的方剂主要有：大黄黄连泻心汤、附子泻心汤、半夏泻心汤、生姜泻心汤、甘草泻心汤等。治疗可采取"补以行气"之法。补以行气，是针对气虚气滞者所设之法，由清代名医罗国纲在其《罗氏会约医镜》一书中提出，病机为"虚则力不足运动其气，亦觉气滞"，此见解对临证颇有指导意义。根据五脏相关，脏腑兼证，罗氏提出具体方药：如心脾气虚而滞，宜五味异功散；如脾胃气而滞，宜六君子汤、归脾汤；如脾胃虚寒而滞，宜温胃饮、理中汤；如脾胃气虚而滞，胀满腹痛，宜理阴煎；如元气下陷，滞而不升，宜补中益气汤；如元气大虚，气化不行而痛，宜十全大补汤。

本病治疗方剂中寓四君子汤、半夏泻心汤、温胆汤、旋覆代赭汤、丁香柿蒂汤以及左金丸于其中。取四君之首党参、白术，党参剂量为30克，益气补虚，健运中土，即补以行气之法。半夏泻心汤辛开苦降，和中降逆消痞；温胆汤、左金丸，清热和胃；旋覆代赭汤、丁香柿蒂汤，下气和胃；厚朴花、枳壳、陈皮行气除痞。方中山药、扁豆、莲子肉与党参、白术合用，则增强其补以行气之功效。

● **案2** 张某，男性，56岁。

［初诊］ 2009年11月10日。

主诉：吞酸，进食欲泛2个月，或有心悸。

病史：患者诉近2个月，胃脘不适，进食欲泛，吞酸，便次多，无稀烂，脱发，乏力；或见心悸，无胸闷，头晕痛。外院胃镜检查提示胃食管反流病，浅表性胃炎；曾予"奥美拉唑（奥克）、多潘立酮（吗丁啉）、铝碳酸镁（达喜）"，中成药"健胃愈疡片"等口服，症状有所缓解。有病毒性心肌炎史3

年，室性早搏频发，中西药治疗后病情曾一度趋于平稳，2个月来又见心悸早搏频发，故期求中药汤剂治疗。舌红苔薄，脉细小。面色少华，心率75次／分，律不齐，可闻及早搏3~4次／分；剑突下轻度压痛。即刻查心电图示频发室性早搏。

辨治：肝脾不调，胃气上逆之证；治拟疏肝健脾，和胃降逆。

处方：旋覆花（包）9克，旋覆梗9克，炙枇杷叶9克，生地黄9克，丹参皮（各）9克，炒苍白术（各）9克，玉竹9克，生怀山药9克，苦参9克，生白果9克，太子参9克，南北沙参（各）9克，葛根9克，枸杞子9克，制何首乌9克，大狼把草30克，灵芝草12克，景天三七12克，生瓦楞子30克，吴茱萸3克，炒黄连3克，桑叶皮（各）9克，天麻9克。14剂。

[二诊]　2009年11月24日。

脉弦细，舌净红，反胃，吞酸已瘥，头痛已缓解。口角热疮，感冒后心悸早搏又发，活动后消失，静止则见，大便日1~2次，成形。查体，心率66次／分，律齐。

处方：原方加青黛末（包）6克，竹叶9克，莲子心3克，莲子肉15克，象贝母9克。14剂。

[三诊]　2009年12月8日。

脉细弦滑，苔薄，偶有心悸跳动至咽作呛，头昏，但无痛，寐艰不酣，易醒，夜尿频，倦怠，吞酸未作。

处方：2009年11月10日方加川芎6克，荷叶9克，石菖蒲9克。14剂。

[随访]　吞酸未作，之后根据病情针对"心悸"治疗，心、肝、胃同治。

按　吞酸，即是吐酸，是指泛吐酸水的症状；轻者又称"泛酸"。本证常与胃痛并见，也可单独出现。古代文献对本证的记载很多，如《素问·至真要大论》说："诸呕吐酸，皆属于热。"阐明本证的病机主要为"热"。《四明心法》言："凡是吞酸，尽属肝木曲直作酸也。"治疗大法有四：① 制酸和胃，常用药物有煅瓦楞子、海螵蛸、白螺蛳壳等。② 泄肝和胃，辛开苦降，以左金丸为主方。③ 因于寒者，则宜温阳脾胃，以黄芪建中汤、香砂六君子加减治疗。④ 湿浊留恋中焦，泛酸口甘，舌苔白腻者，可用平胃散加藿香、佩兰等化湿醒脾。

何氏治疗本病，旋覆代赭汤之旋覆花合用旋覆梗，以降上逆之胃气。其中枇杷叶为肃润肺气止咳化痰之品，因胃气以降为和，胃气的下降，有赖于肺气的肃降，在此运用枇杷叶是通过其肃降肺气增加降逆胃气的作用，桑白皮的作用则是倍其清肃降下之力。

（三）便秘案

● **案**　蔡某，女性，45岁。

[初诊]　2012年9月13日。

主诉：反复便秘20年。

病史：患者反复便秘20年，大便数日一行，曾服三黄片等药物，效果不显，经水先后不一，行期7～10日，量少，颜面色斑渐起，毛发花白，纳可，或吞酸，性格渐急躁。苔薄质淡，脉细小。

辨治：肝肾阴虚，津枯肠道燥热；治拟补益肝肾，润肠通便。

处方：栀子12克，丹参10克，牡丹皮10克，炒当归10克，生地黄15克，熟地黄15克，益母草15克，制香附15克，月季花10克，瓜蒌仁10克，郁李仁10克，桃仁9克，杏仁9克，火麻仁10克，望江南10克，麦冬10克，大狼把草5克，枸杞子9克，制何首乌9克。7剂。

[二诊]　2012年9月20日。

苔薄腻，脉小弦。药后5日内便下2次，颜面见小痘疹，纳可，寐安，口不渴。证属肝肾阴虚，湿热内蕴，治拟补益肝肾，清热通便。

处方：栀子9克，野菊花3克，生地黄9克，炒黄芩9克，南沙参12克，北沙参12克，玄参9克，麦冬9克，百合9克，功劳叶9克，黑豆衣9克，月季花6克，玫瑰花6克，益母草9克，制香附9克，炒柴胡6克，苦参6克，白果6克，薄荷（后下）3克，大青叶9克，生山楂9克，桑白皮12克，地骨皮12克，炒知母9克，炒黄柏9克，大狼把草15克。14剂。

[三诊]　2012年9月27日。

适逢国庆佳节，虑药剂不足，致停药不便，故提前就诊。

苔薄腻，脉细小。一周来大便3次，但仍欠畅，颜面小痘隐隐，口不渴，纳可。治守前法。

处方：原方加羊蹄根30克，莱菔子15克，瓜蒌仁10克。14剂。

按　患者年逾四旬，素体肝肾阴虚，则经水先后不一，量少，毛发花白，性格急躁，阴液亏虚，肠道燥热，则便秘日久。正如《兰室秘藏燥结论》曰："若饥饱失节，劳逸过度，损伤胃气，及食辛热厚味之物，伏于血中，耗散真阴，津液亏少，故大便燥结。"李东垣提出："如少阴不得大便，以辛润之；太阴不得大便，以苦泄之；阳结者散之，阴结者温之"的治疗大法。方中生地黄、熟地黄、麦冬、何首乌、枸杞子补肾养阴；大狼把草、栀子、牡丹皮、望江南、丹参、制香附、炒当归、益母草疏肝调经；火麻仁、杏仁、桃仁、郁李仁、月季花、瓜蒌仁润肠通便；二诊便秘好转，但颜面痤疹，苔腻，考虑湿热内蕴，予栀子、野菊花、黄芩、大青叶、炒知母、地骨皮、桑白皮、黄柏、薄荷、白果、苦参清热化湿；生地黄、南沙参、北沙参、玄参、麦冬、百合、功劳叶、黑豆衣、大狼把草养阴补虚等。炒柴胡、制香附、玫瑰花、月季花、益母草、生山楂疏肝活血。三诊时患者大便欠畅，加用羊蹄根、莱菔子、瓜蒌仁增强通便效果。

何氏点评 "三承气汤"治疗便秘凡习中医者无人不晓，"痞满燥实坚"中寻差异。然而便秘决非三承气全包，其辨证之要更需谨记，对老弱之人，产后气血不足之人，对虚寒冷痼之人，则宜或补益或温润，即使热结之人亦需注意津枯肠燥无液行舟之苦。

（四）反流性食管炎案

● **案** 王某，女性，57岁。

[**初诊**] 2013年10月10日。

主诉：岁间中脘时时痞胀，加重1周。

病史：患者一年来时有中脘痞胀，于外院就诊查胃镜示反流性食管炎，隆起糜烂性胃炎，慢性轻度萎缩性胃炎，病理示轻度混合性肠上皮化生。1周来中脘痞胀加重，矢气少，大便稍干，口干，纳可，寐短早醒，神疲乏力。有"乙肝小三阳"，胆固醇升高史16年。舌光，脉细小。

辨治：胃痞病，胃阴不足，肝郁气滞；治拟滋阴养胃，疏肝理气。

处方：生地黄15克，玄参9克，麦冬9克，百合9克，佛手花9克，厚朴花6克，石斛12克，北沙参9克，南沙参9克，枸杞子9克，大狼把草15克，石见穿15克，龙葵15克，灯心草3克，柏子仁9克，酸枣仁9克，茯神12克，太子参15克，九香虫6克，八月札9克，望江南6克，玫瑰花6克，川楝子9克，炒黄连3克。7剂。

[**二诊**] 2013年10月17日。

脉细滑，舌尖红边，苔少薄。药后中脘痞胀好转，夜寐渐安，唯晨起不悦，乏力依旧。治守前法。

处方：原方加仙鹤草9克，生黄芪9克，银柴胡12克，炒枳壳9克。14剂。

[**三诊**] 2013年10月31日。

脉细小滑，苔少。药后中脘痞胀改善，唯寐艰，心悸胆怯，嗳气时作。证属脾肾阴虚，气机阻滞之证；治拟补肾养阴，健脾理气。

处方：百合 12 克，生地黄 9 克，熟地黄 9 克，知母 9 克，炒黄柏 9 克，灯心草 3 克，柏子仁 9 克，酸枣仁 9 克，大狼把草 15 克，五味子 6 克，合欢花 9 克，凤凰衣 9 克，玉蝴蝶 3 克，淮小麦 30 克，八月札 9 克，白花蛇舌草 15 克，南沙参 9 克，北沙参 9 克，远志 3 克，莲子心 3 克，莲子 9 克，佛手花 6 克，石斛 9 克，白及 6 克，旋覆花 6 克，代赭石 15 克，龙齿 15 克，益智仁 6 克，厚朴花 6 克，玫瑰花 6 克。14 剂。

按　《沈氏尊生书·胃痛》云："胃痛，邪干胃脘病也……唯肝气相乘为尤甚，以木性暴，且正克也。"患者年届六旬，身阴亏虚，水不涵木，气机阻滞，故中脘痞涨，矢气少；胃阴不足，则便干、口干、舌光。治以滋阴养胃，疏肝理气之剂。方中生地黄、玄参、麦冬、百合、石斛、北沙参、南沙参、太子参、炒黄连、石见穿、龙葵滋阴养胃；佛手花、厚朴花、八月札、玫瑰花、川楝子、九香虫、望江南疏肝理气；灯心草、柏子仁、酸枣仁、茯神、枸杞子、大狼把草养阴补虚安神。二诊脘痞、夜寐渐安，唯晨起不悦、乏力，故加仙鹤草、生黄芪益气补虚，银柴胡、炒枳壳养阴疏肝。三诊患者寐艰，心悸胆怯，嗳气时作，故予百合、生地黄、熟地黄、知母、炒黄柏、灯心草、柏子仁、酸枣仁、五味子、合欢花、淮小麦、南沙参、北沙参、远志、莲子心、石斛、龙齿、益智仁、凤凰衣、大狼把草补肾养阴安神；莲子、佛手花、厚朴花、玫瑰花、旋覆花、代赭石、玉蝴蝶、八月札、白花蛇舌草疏肝理气清热。入白及顾护中脘黏膜。

何氏点评　胃痞通常以疏肝理气或选逍遥或选香砂六君，或辅以旋覆代赭。结合炎症之说郁热之变，而加清肝清胃之品，若再见阴伤，则合麦门冬汤、一贯煎之类，佐加花类理气之药，则迎刃而解。

（五）急性肠梗阻案

● **案**　朱某，男性，29 岁。

[**初诊**]　2008 年 5 月 6 日。

主诉：大便不行 3 日伴呕吐。

病史：患者 3 日前，因腰痛难忍，查 B 超示为肾结石，急诊注射哌替啶痛止，但嗣后即见脘痛痞胀，无矢气及大便排出，渐至食入即吐，业已 3 日。刻下患者痛苦难忍，屈身以手按腹，脘腹胀满，食入、水入即吐，恶食，神疲乏力，口干苦，口气秽，小便短赤，大便 3 日未行。查腹部痞硬，可触及胃肠型，肠蠕动减弱，偶可闻及肠鸣音，声弱而次数少。舌质略红，苔薄腻黄，脉弦滑。

辨治：关格，浊邪结滞，胃气上逆；治拟泻下通腑，降逆和胃。

处方：生大黄（后下）9克，玄明粉（冲）9克，姜半夏9克，生黄芪9克，玄参9克，枳实30克，金钱草30克，石苇30克，太子参30克，旋覆花（包）10克，厚朴10克，麦冬10克，生地黄10克，炒黄连3克，虎杖15克。3剂。

[随访]　患者一诊后未复诊，半年后患者因胃痞不适再次就诊，自诉当时服药1剂后大便即通，脘痛痞胀亦减，3剂后恙痊。

按　关格之名始见于《黄帝内经》，张仲景在《伤寒论》中将小便不通和吐逆为主症者称为关格，巢元方等则以大小便俱不通者称为关格，多由于脾肾阴阳衰惫，气化不利，浊邪内蕴而致大小便不通与呕吐并见的病证，属危重证。但本例关格，缘于肾结石疼痛注射哌替啶致阳明肠腑麻痹，传导失司而大便闭、矢气不通，又秽浊留滞体内，阻碍气机，中焦升降失常，胃气不降反逆于上而致呕吐，甚则食入、水入即吐。病因实邪留积，肠腑不通，故治急以泻下通腑降逆、复其传导，但因水谷失养，且邪留已伤气津，祛邪应同时兼以扶正，处方以大承气合增液、麦门冬汤，泻下通腑、滋养胃肠、降逆止呕；并以黄连、虎杖、金钱草、石苇等清热利湿排石以标本同治。全方以祛邪为主兼以扶正，标本同治，终以1剂邪祛关格愈，显中医药治疗急症之效。

（六）嗳气案

● 案　程某，女性，89岁。

[初诊]　2008年2月21日。

主诉：嗳气2个月余。

病史：近2个月来嗳气频作，矢气少，大便可，不思饮食，食后腹胀，无泛酸，但漾漾欲吐，咽哽不适，喉有黏痰，间或心悸、胸痞闷，动辄加剧，舌上碎痛，形体消瘦。舌尖及两边光红无苔，苔中根灰腻、偏暗；脉细小。胃镜示慢性浅表性胃炎伴糜烂；血常规、粪常规以及隐血实验均正常。

辨治：胃阴不足，胃失润降，兼脾气不振；治拟养阴润燥，降逆和胃，兼振脾气。

处方：麦冬12克，半夏6克，姜竹茹6克，南北沙参（各）12克，太子参30克，旋覆花（包煎）9克，旋覆梗12克，生甘草3克，炙黄芪9克，厚朴花6克，石见穿12克，炒黄连1.5克，桂枝1.5克，化痰灵1支。14剂。

[二诊]　2008年3月6日。

舌红少苔而润，中根微腻，脉细小弦。嗳气明显改善，但不思饮食，纳谷欠馨，舌碎痛依然，食酸则加重。原方有效，然舌碎痛一症，食酸加重，当前为春季，肝木升发，理应食酸可柔肝制木，反进食味酸之品，舌之碎痛加重，乃肝火上逆助心火上炎，"舌为心之苗窍"，故而舌痛。针对舌碎痛，一则制肝木，二则泻心火。原方击鼓再进，滋养胃津，酌以制肝，以滋水涵木、清金制木之法，佐以疏肝之品，使肝木调畅则无以助心火上炎。

处方：原方炒黄连加量至4.5克，桂枝减量至1克，加川贝母3克，地骨皮9克，桑白皮9克，玉竹9克，生地黄9克，佛手6克，香谷芽9克，茯苓9克。14剂。

[随访]　调治月余，食量渐增，舌碎痛减。

按　叶天士《温热论》中有辨舌、验齿之法诊治疾病。有些医家治疗某些疾病，仅凭验舌以投剂，并视其为临证之要诀，足以证明验舌之重要。患者舌边尖均红、少苔，仅中根有灰腻苔，为气阴不足夹有湿浊。阴虚宜滋，痰湿宜化，然选药不当则投滋阴之品而有壅滞之害，进香散之药而有耗液之弊。本证乃胃阴不足，胃失润降；脾气不振，酿湿成痰。故用麦冬、半夏，滋而不腻，燥而不伤津；而太子参、炙黄芪益气健脾，脾健则痰亦无以化生。二诊时，加大炒黄连、麦冬剂量，以增强清心火作用；而酌减桂枝，因其性温偏燥，防其助火伤阴。何氏认为，炙黄芪9克，维持原剂量，不做调整，原因有二：一是因"气有余便是火"，加大剂量则补火助阳；二是目前春令，肝木升发之际，黄芪有升提上举之功，恐其助肝木之气上逆，加重心火。而制木之法，一方面由五行相生体现，即生地黄、麦冬滋水涵木，阴柔敛肝；另一方面由五行相克体现，即以玉竹、地骨皮、桑白皮润肺清金，泄火制木。

因此本方黄连首诊仅用1.5克，因其性味阴寒，并伍桂枝之阳热，李时珍曰："治痢用香连丸，姜连丸用黄连、干姜，姜黄散用黄连、生姜，左金丸用黄连、吴茱萸，治口疮用黄连、细辛，止下血用黄连、大蒜。"一阴一阳，寒因热用，热因寒用，最得制方之妙。

（七）呃逆案

● 案　孙某，男性，84岁。

[初诊]　2007年6月28日。

主诉：呃逆20余日。

病史：患者20余日来，无明显诱因下出现呃逆频频，一日中可持续有16～18小时，曾经针刺治疗，无改善。胃纳可，二便偶有失禁，口不渴，艰寐，且寐短易醒。家属诉患者夜间行为异常有2年，或寐中起床，或走出家门，不识回家道路。有高血压病史 10 余年，血压最高达 185/105 mmHg，降压药物控制中，目前血压基本平稳。冠心病病史有 5 年，有糖尿病病史 1 年余。舌淡红，舌边有瘀斑，苔黄腻，脉弦。血压 135/75 mmHg，心率 72 次／分，律齐。血糖 6.2 mmol/L，头颅 MR 示双侧基底节区、半卵圆区小缺血灶，脑萎缩。心电图示 ST－T 段改变。颈动脉超声示双侧颈动脉斑块形成。血脂、尿酸基本正常。

辨治：痰热内扰，胃气上逆动膈；治拟清热化痰，和胃降逆，佐以化痰开窍。

处方：姜半夏 9 克，橘络 4.5 克，陈胆南星 9 克，苍白术（各）9 克，炒黄连 6 克，枳实 30 克，姜竹茹 6 克，旋覆花（包煎）12 克，生代赭石（先煎）30 克，北秫米（包煎）30 克，远志 6 克，茯神 30 克，桃仁 9 克，红花 4.5 克，灵芝草 9 克，景天三七 15 克，苦参 6 克，生白果 9 克，知柏（各）9 克，生熟地黄（各）15 克，羚羊角粉（分吞）0.6 克。7 剂。

[二诊]　3 剂后，呃逆即止，连续服用 14 剂。

按　呃逆一症，乃气逆上冲，喉间呃呃有声，声短且频，令人不能控制为特征的病症。古称哕，《黄帝内经》说："病深者，哕"；《严氏济生方》："老人、虚人、久病人及妇人产后，有此证者，且是病深之症候。"何氏认为，临床中若久病、重病、大病之人出现呃逆，可视为胃气衰败或肾气式微之候，预后不佳。该患者结合舌脉症，其哕乃痰热内扰，胃气上逆动膈所致。患者夜间行为异常失控，可视为窍闭之症，对此治疗，当通窍、开窍。本证治疗方选温胆汤清化痰热，加石菖蒲、远志开窍，六味地黄丸治肾纳气，助胃气和降，"肾为胃之官"，胃气以下降为顺，胃气下降，有赖于肾气摄纳。方用茯神代替茯苓，配合熟地黄，是取六味地黄丸之意，安神补肾，促进肾气摄纳功能的恢复，以利于胃气下降。

（八）口疮案

• 案　朱某，男性，56 岁。

[初诊]　2009 年 8 月 19 日。

主诉：舌疮痛 2 日。

病史：舌疮痛 2 日，过劳为因，乏力倦怠，大便干结量少，1~2 日一行，纳可，寐安，口不渴。舌红，苔薄，脉小弦。舌尖、唇内黏膜溃疡各一，如米粒大小；左颌下淋巴结肿大，约黄豆大小，活动有触痛。

辨治：心胃火旺，腑行不畅；治拟清泻心胃之火，荡涤胃肠积滞。

处方：炒黄连 6 克，生地黄 15 克，肉桂（后下）2 克，竹叶 9 克，生石膏（先煎）30 克，莲子心 3 克，莲子肉 15 克，薏苡仁 30 克，滑石 30 克，苦参 9 克，生白果 9 克，灵芝草 9 克，玄参 9 克，白及 6 克，青黛末（包煎）6 克，炒知柏（各）9 克，丹参皮（各）9 克，炒赤白芍药（各）9 克，石斛 30 克，制大黄 18 克，灯心草 3 克，太子参 30 克，南北沙参（各）15 克，生黄芪 9 克，大狼把草 30 克，生甘草 6 克。7 剂。

[二诊]　2009 年 9 月 1 日。

脉小弦，苔薄。药后症安，口疮舌痛已瘥，大便仍欠畅，但可日行，口不渴，纳可，寐酣，仍易乏力。

处方：仙鹤草 30 克，功劳叶 12 克，黑豆衣 12 克，女贞子 12 克，墨旱莲 12 克，生黄芪 9 克，南北沙参（各）9 克，生熟地黄（各）9 克，玄参 9 克，麦冬 9 克，枸杞子 9 克，制何首乌 9 克，灵芝草 9 克，大狼把草 30 克，景天三七 9 克，丹参皮（各）9 克，炙鳖甲 12 克，石斛 9 克，玉竹 9 克，坎炁 1 条，炒知柏（各）9 克，炒黄连 3 克，肉桂（后下）1 克。14 剂。

[三诊]　2009 年 9 月 25 日。

苔薄，脉细小弦。口舌疮痛未见，大便日行，量少不畅，多矢气，无腹痛，无燥屎，口不渴，纳可。

处方：原方加生怀山药 15 克，山茱萸 9 克，甜苁蓉 9 克，益智仁 9 克，沉香（后下）3 克。14 剂。

[随访]　药后便畅，停药。随访 2 个月，口疮痛未发。

按　舌为心之苗窍，"大肠之脉散于舌下"，胃与大肠相表里。患者舌疮痛之病因一则由心火，心火上炎，灼伤舌之脉络，血热肉腐，可致舌之疮痛；二则大肠火，患者大便干结，腑行不畅，肠道浊滞久而化热，继而循经上扰，伤及舌之血脉，发为口舌疮痛；三则胃火，胃火移热下行以致肠燥生热，继则循经上扰，熏蒸舌之脉络，发为舌之疮痛。针对该病发病机制，何氏善用交泰丸、丹栀逍遥散、二至丸、竹叶石膏汤、百合地黄汤等施治，疗效颇为显著。其次，灯心草、莲子心、麦冬、连翘等清心火之品，亦较为常用。对于局部黏膜之糜烂，少酌青黛末 3~6 克，白及 6~9 克，可达到清热解毒、化腐生肌功效，对于治疗口舌疮痛有事半功倍之效果。

（九）IgA 肾病案

● 案　戴某，女性，63 岁。

[初诊]　2014 年 2 月 13 日。

主诉：反复血尿 2 周伴咳嗽。

病史：患者二旬前身热、咳嗽，旬日前血尿，尿痛，腰酸，外院查尿常规示隐血（＋），有高血压病史、IgA 肾病、肾小球硬化病史 30 年，糖尿病史 1 年。现仍有咳嗽有痰，耳鸣，大便日行，纳可，排便乏力，或有心悸，寐安。苔薄腻，脉细弦。

辨治：淋证（血淋），水不涵木，湿浊阻络证；治拟滋水涵木，清利降浊。

处方：大蓟 15 克，小蓟 15 克，土茯苓 15 克，玉米须 15 克，薏苡根 30 克，墨旱莲 12 克，女贞子 12 克，知母 9 克，黄柏 9 克，仙鹤草 15 克，大狼把草 15 克，灵芝草 9 克，景天三七 15 克，天麻 15 克，白蒺藜 9 克，潼蒺藜 9 克，山茱萸 9 克，茯苓 9 克，炒白术 9 克，炒白芍药 9 克，浙贝母 9 克，芡实 15 克，平地木 9 克，生槐花 15 克。7 剂。

[二诊]　2014 年 2 月 20 日。

脉细小弦，苔薄。药后未见血尿，曾有腹泻水样便甚达 20 余次，刻已转安，时目糊。证属脾肾亏虚，湿热内阻，治拟益肾补脾，化湿清热。

处方：炒黄连 3 克，木香 6 克，炒白芍药 9 克，炒白术 9 克，仙鹤草 15 克，墨旱莲 10 克，女贞子 9 克，知母 6 克，黄柏 6 克，大蓟 15 克，小蓟 15 克，生槐花 15 克，玉米须 15 克，土茯苓 15 克，炒山药 12 克，生黄芪 9 克，地锦草 9 克，桑叶 9 克，桑白皮 9 克，白扁豆衣 9 克，太子参 9 克。14 剂。

[三诊]　2014 年 3 月 7 日。

脉细滑，苔薄。药后大便已调，但觉口舌干燥。空腹血糖 7.8 mmol／L，2013 年 5 月胃镜示慢性萎缩性胃炎。证属脾虚阴亏，湿浊内蕴之证；治拟健脾养阴，化湿降浊。

处方：炒党参 9 克，炒白芍药 9 克，炒白术 9 克，炒山药 9 克，茯苓 9 克，茯神 9 克，灯心草 3 克，玉米须 15 克，桑白皮 12 克，薏苡根 30 克，柏子仁 9 克，生地黄 9 克，桃仁 9 克，地骨皮 12 克，石见穿 15 克，白花蛇舌草 15 克，苦参 9 克，麦冬 9 克，制半夏 6 克，凤凰衣 9 克，白果 9 克，灵芝草 10 克，景天三七 15 克，石斛 9 克。14 剂。

按　《金匮要略·诸淋》："初则热淋、血淋、久则煎熬水液，稠浊如膏如沙如石也。"患者年过六旬，肾阴亏虚，水不涵木，湿浊内蕴，阻于肾络，故予滋水涵木、清利降浊之剂。方中墨旱莲、女贞子、知母、黄柏、山茱萸、炒白芍药、天麻、潼蒺藜、白蒺藜、平地木滋水涵木；大蓟、小蓟、生槐花、景天三七、土茯苓、玉米须、薏苡根、浙贝母、仙鹤草、大狼把草、灵芝草、茯苓、炒白术、芡实健脾化湿止血宁络。二诊炒白芍药、白术、山药、太子参、木香、生黄芪补益脾肾；墨旱莲、女贞子、知母、黄柏、桑叶、桑白皮、大蓟、小蓟、生槐花、仙鹤草、炒黄连、地锦草、玉米须、土茯苓等清热化湿。三诊诉胃炎，舌干，故予健脾养阴、化湿降浊之品为之。方中炒党参、炒白芍药、炒白术、炒山药、茯苓、茯神、玉米须、薏苡根、苦参、制半夏、白果健脾化湿；柏子仁、生地黄、麦冬、石斛、凤凰衣、桑白皮、地骨皮、石见穿、白花蛇舌草、灵芝草、灯心草、景天三七、桃仁养阴活血。该患者多种疾病夹杂，就诊主诉均有变化，故临证当急治其标，缓治其本，结合辨证，予补脾肾结合化湿降浊之剂，随其病势灵活调整治法、用药，故收良效。

何氏点评　患者年方六旬，病恙久积于内，体虚邪实，湿浊内盛，久病入络，从虚从实，从浊从瘀，治脾治肾，平肝宁络诸药相伍。

（十）淋证案

● **案**　沈某，女性，75岁。

[**初诊**]　2008年5月15日。

主诉：尿频、尿急、尿痛一周。

病史：患者"尿路感染"病史多年，遇劳则发。此次发病为一周前。因家事烦劳，诱发尿频、急、痛，自服"氟哌酸胶囊、三金片"无效。现尿频、尿急、尿痛；无肉眼血尿，无发热、腰痛；中脘喜温，纳少乏味，食后胃腹痞满；大便平素稀薄，间或秘结不畅，口不渴，但喜热饮，艰寐，依赖"艾司唑仑（舒乐安定）"助眠；平素畏寒怯冷。有高血压病史5年，血压最高165/105 mmHg，药物控制中，平素无头晕、头痛，无项颈板滞等不适，心脏有快慢综合征病史多年。舌暗红，苔腻微黄，脉细滑。血压135/85 mmHg，心率56次/分，律齐，肾区无压痛，叩击痛，下肢不肿。尿常规示白细胞（++）/hp，红细胞2~3/hp，尿蛋白阴性；血常规、血糖正常；血脂、尿酸正常。

辨治：肾虚而膀胱湿热，心神不宁之证。治拟滋肾清热，约束二便，健脾化湿，宁心安神。

处方：炒知柏（各）6克，熟地黄9克，茯神15克，炒黄连9克，肉桂（后下）2克，姜半夏9克，姜竹茹9克，青皮9克，陈皮3克，炒党参9克，柏枣仁（各）9克，生黄芪9克，炒枳壳6克，砂蔻仁（各、后下）3克，灵芝草9克，景天三七9克，莲子心3克，莲子肉9克，炒苍白术（各）9克，远志3克，石菖蒲9克，郁金9克，制香附9克，朱灯心草3克。3剂。

[**二诊**]　2008年5月18日。

苔黄腻，乏津，脉弦缓。药后尿频、急、痛缓解，但大便干结不畅，3日未行，畏寒，纳少乏味；夜寐尚安。复查尿常规示白细胞7~8个/hp。患者苦于便秘，此乃脾肾阳虚所致，属虚寒证，治易温里助下。

处方：熟附片6克，肉苁蓉12克，鹿角片（先煎）9克，姜半夏9克，姜竹茹6克，厚朴6克，枳实15克，炒当归15克，制熟地黄30克，陈皮6克，茯苓12克，炒苍白术（各）9克，炒知柏（各）6克，肉桂（后下）3克。3剂。

[三诊] 2008年5月21日。

3剂后，黄腻苔有所退化，脉弦滑，大便可二日一行，但仍有干结。治宜升清降浊，润肠通便。

处方：原方加生升麻3克，郁李仁9克，瓜蒌仁12克。

[随访] 根据病情，原方去熟附片、鹿角片，加锁阳9克，益智仁9克，如此调治2个月余，二便基本调畅，复查尿常规正常。

按 淋之名称，始见于《黄帝内经》，《素问·六元正纪大论》称"淋閟"。《金匮要略》说："淋之为病，小便如粟状，小腹弦急，痛引脐中。"可见小便不爽，尿道刺痛为淋证之主症。淋证病因主要与湿热蕴结下焦有关，病久也可见到各种虚证。但老年患者，发病尤其与劳累有关者，其病因病机大多以肾虚为本，膀胱湿热为标。隋代巢元方在其《诸病源候论·淋病诸候》中提出："诸淋者，由肾虚而膀胱热也"，明确了淋病的病位在肾与膀胱；又说："肾虚则小便数，膀胱热则水下涩，数而且涩，则淋沥不宣，故谓之淋。"

患者淋证病机即为肾虚而膀胱湿热，方取知柏地黄丸、滋肾通关丸之意，滋肾清热，约束二便。其纳少，食后胃腹痞满，中脘喜温，结合平素大便稀薄，畏寒怯冷，当兼有中焦虚寒，艰寐：一方面与下焦湿热、扰动心神有关；另一方面与中焦虚寒，气血不足，心神失养有关。故方中既有黄连、肉桂之交泰丸交通心肾；亦有莲子心、朱灯心草清心安神；同时还有石菖蒲、远志化痰安神，茯神、柏子仁、酸枣仁养心安神。其次，方中选用了多种益气健脾、燥湿化痰之品，如生黄芪、炒党参、炒苍术、炒白术、莲子肉、陈皮、制半夏，用意在于：脾主运化水湿，脾虚则水湿停聚，水性趋下，而淋证为下焦在湿热之证，因此，加强健脾作用，可防止水湿积聚下焦，此也可视为治疗淋证之治本之法。

何氏点评 本例用药值得玩味之处是初诊时舌诊苔腻微黄，二诊变黄腻乏津，三诊黄腻苔有所退化，用药之变则系二诊时改投温里；大便则由素来稀薄，初诊药后转见大便干结不畅，3日未行，服用二诊温里助下之剂后，大便可2日一行，为此渐转调畅。可见"舍症从脉舌"及"舍脉舌从症"皆各有其时。

四、杂病脉证并治

（一）湿阻案

● **案**　朱某，女性，46 岁。

[初诊]　2016 年 7 月 9 日。

主诉：头晕神疲 1 个月。

病史：晨起头晕神疲 1 个月，不耐劳累，或有咽痛、头痛，寐安，纳谷欠馨，脘痞。苔薄腻，脉小滑。

辨治：脾失运化，湿邪内阻；治当健脾化湿。

处方：砂仁（后下）3 克，豆蔻（后下）3 克，薏苡仁 30 克，北秫米（包）30 克，厚朴 6 克，仙鹤草 15 克，功劳叶 9 克，桔梗 3 克，藿香 9 克，佩兰 9 克，灵芝草 9 克，景天三七 15 克，炒党参 9 克，炒苍术 9 克，炒白术 9 克，茯苓 9 克，茯神 9 克，紫苏梗 9 克，生黄芪 9 克，金雀根 15 克，炒川芎 9 克，蔓荆子 9 各，白芷 9 克，炒当归 9 克，荷叶 9 克。14 剂。

[二诊]　2016 年 7 月 30 日。

脉小弦，苔薄。药后症安，晨起面浮，午后肿消，大便尚调。治守前法。

处方：原方加赤小豆 30 克，桑白皮 12 克，杜仲 12 克，炒怀山药 12 克，益智仁 9 克，锁阳 9 克。14 剂。

[三诊]　2016 年 8 月 27 日。

脉细小滑，苔薄腻。药后尚安，唯有晨起脘痞，纳呆，环唇灼热感，且有燥感，气息短。治守前法。

处方：原方加竹叶 9 克，知母 9 克，黄柏 9 克。14 剂。

按　湿阻的病因为感受湿邪，饮食不当，导致湿阻中焦，升降失司，运化障碍。且正值暑天，暑多夹湿，故加重湿邪内阻，发而为病。《素问·阴阳应象大论》："诸湿肿满，皆属于脾。"病位以中焦脾土居多，脾为湿土，喜燥恶湿，不论外湿内湿，必同气相求，湿必归脾而害脾。因而湿阻中焦，气机升降失常而为其病机，治疗也应以除湿和健脾合用，并根据时节，清利暑湿，以达内湿外湿同去的目的。故而选用砂仁、豆蔻、薏苡仁、北秫米、茯苓、白术、苍术等健脾化湿，也加用藿香、佩兰、荷叶等清利暑湿。更而湿邪需有出处，或汗，或二便，故稍予宣肺解表之品，以让湿邪有所出路。待二诊症状缓解，更予益肾健脾之法，以去生湿之根本。三诊湿邪夹热，故增添清热化湿之品治之。

（二）颈性眩晕案

● **案1**　王某，女性，65 岁。

[**初诊**]　2007 年 5 月 31 日。

主诉：不时头晕 6 年，加重 1 周。

病史：患者有头晕病史 6 年，经外院颈椎 X 线、颈椎 MR 检查确诊为"颈椎病"。一周来，因劳累头晕加重，多见于体位变化之时，伴房旋、呕恶，或有胸闷、心悸，时有嗳气、吞酸，口渴多饮，多汗，乏力神疲，纳可便调。无高血压以及糖尿病史。曾诊断为抑郁症。舌淡红，苔薄白微腻，脉细小弦滑。血压 125/75 mmHg，心率 56 次/分，律齐。头颅 CT 未见明显异常。肝肾功能、血脂均正常。心电图示窦性心动过缓，不完全性右束支传导阻滞。

辨治：气血不足，清窍失养；治拟补益气血，升举清阳，佐以调摄阴阳。

处方：炙黄芪 18 克，葛根 9 克，炒白术芍（各）9 克，炒当归 9 克，炒川芎 6 克，柏枣仁（各）12 克，泽泻 30 克，补骨脂 18 克，仙茅 6 克，淫羊藿 6 克，仙鹤草 15 克，功劳叶 9 克，黑豆衣 9 克，楮实子 12 克，柴胡 6 克，麻黄根 6 克，砂仁（后下）3 克。7 剂。

[**二诊**]　2007 年 6 月 7 日。

苔腻，脉细小弦滑；但头晕减轻，乏力改善；中脘痞满，间见嗳气，无吞酸，多汗艰寐。

处方：原方加炒苍术 9 克，陈皮 6 克，制半夏 9 克，石菖蒲 6 克，远志 5 克。

[**随访**]　患者随证加减治疗半年余，头晕虽然仍有发作，但程度明显减轻，发作次数亦显著减少。

按　查阅病史，患者曾服用平肝息风、疏肝解郁方药，效不显著。《黄帝内经》云："诸风掉眩，皆属于肝"，谓肝风动而火上炎。责之肝阳上亢者，除了头晕，当伴见口干口苦，性情急躁，脉弦滑，苔黄腻，甚或头晕有跌扑之象。该患者头晕，伴见乏力神疲，面色萎黄，脉细小滑，呈一派虚象，不仅与肝阳、肝风、肝火不符，也无肝气郁结之证。患者虽然有抑郁症病史，但抑郁症并非等同于中医之肝气郁结证。因为，人之气血阴阳失调皆可致气机郁滞，而气机郁滞的特征性表现为胀痛和痞满等，患者并无此症状。临证之时，若随俗附和，任意用枳壳、香附、青皮、郁金等理气破气之品，反而导致元气日益消耗，阳衰阴竭，祸将踵矣。

对于各种疾病的治疗，临证均须审脉辨证，细心体会，如此则病无遁情，而药投有验。眩晕治疗，亦当分虚实。该患者六十有五，望其容，则精神萎靡；闻其声，则言语低微；察其症，乏力多汗；切其脉，细小带滑，气血不足，可见一斑。唯有补益气血，升举阳气，投芪术二仙之剂，方可促进病情渐愈。何氏提出，升举阳气之品有葛根、升麻、柴胡，若患者无邪热内阻之征，则选用柴胡，既可升举清阳，又可疏肝解郁；若兼见热象，还可增添升麻，升举清解；若患有颈椎病，颈项板滞者，则可选葛根，升清之时又可解肌。何氏认为，在随访治疗中，若首诊药后无特殊不适，可加大益气养血填精之品，即炙黄芪、生地黄、熟地黄的剂量；若未出现咽痛、口渴加重或大便干结等内热加重现象，则加大仙茅、淫羊藿、补骨脂剂量，以温阳益肾，因"脑为髓海"，而"肾主骨生髓"。若为潮热汗出加重，阴阳失衡，则以燮理阴阳为主；若情志悒郁，发怒不休，则以清泄肝火为主。可见处方用药，最宜变化，切勿执滞拘泥。

• **案2** 顾某，女性，71岁。

[**初诊**] 2012年11月22日。

主诉：反复头晕2个月，或伴足趾麻木。

病史：患者近2个月来头晕时作，伴足趾麻木，外院查下肢动脉超声示双下肢动脉多发硬化斑块，血流欠畅；颈椎CT示$C_{2/3}$、$C_{3/4}$、$C_{4/5}$椎间盘后突，$C_{5/6}$双侧椎间孔狭窄，$C_{5/6}$、$C_{6/7}$椎管略狭窄。双膝酸软，夜寐醒，胃纳尚可，二便调，下肢无肿。否认既往高血压、冠心病史。即刻心率78次/分，律齐，血压130/80 mmHg。苔薄白腻，脉细小滑。

辨治：肾元不足，瘀浊阻络；治拟补肾化浊，活血通络。

处方：炒赤芍药9克，炒白芍药9克，葛根9克，威灵仙9克，片姜黄6克，羌活9克，独活9克，防风9克，汉防己9克，土鳖虫9克，水蛭6克，怀牛膝9克，虎杖9克，豨莶草15克，补骨脂9克，粉草薢12克，忍冬藤15克，鸡血藤9克，滑石15克，灵芝草9克，景天三七15克，皂角刺6克，当归9克，生地黄15克，龙葵9克，骨碎补9克。7剂。

[**二诊**] 2012年11月29日。

脉细弦滑，苔薄。药后头晕改善，膝酸趾麻已减，但增吞酸脘痞，夜寐欠酣，纳可，便调，血压130/85 mmHg。治守前法。

处方：原方加远志 5 克，夜交藤 9 克，佛手 6 克，厚朴花 6 克，生山楂 9 克。14 剂。

[三诊]　2012 年 12 月 13 日。

脉弦细滑，苔薄。头晕已无发作，膝酸趾麻、吞酸已减，纳可，便调，寐安。治守前法。

处方：原方去生山楂。14 剂。

按　患者年逾七旬，肾元亏虚，失于温煦，致瘀浊阻络，故见头晕、趾麻、膝软、脉细小滑。王清任云："元气既虚，必不能达于血管，血管无气，必停留而瘀。"《血证论》又云："须知痰水之壅，由瘀血使然，但去瘀则痰水自消。"故治以补肾化浊、活血通络之剂。方中怀牛膝、补骨脂、骨碎补、生地黄、灵芝草补益肾元；片姜黄、土鳖虫、水蛭、虎杖、景天三七、皂角刺、当归、赤白芍药活血化瘀；汉防己、滑石、粉萆薢、龙葵、豨莶草、忍冬藤、鸡血藤、羌活、独活、防风、威灵仙、葛根化浊通络。二诊诉脘痞、吞酸、夜寐欠酣，故予佛手、厚朴花、远志、夜交藤、生山楂理气安神。三诊诸症皆减，故去生山楂。该患者因肾气不足致瘀血、湿浊阻络，予活血化浊通络之品，终使邪祛症安。

何氏点评　所引王清任及唐容川之论甚是，此亦为"血不利则为水"之例证。

（三）不寐案

• **案 1**　方某，男性，42 岁。

[初诊]　2010 年 4 月 27 日。

主诉：夜寐不安 2 个月余。

病史：患者诉近 2 个月，艰寐欠酣，时有焦虑，自觉手足心热，晨起喉间有黏痰，艰咯，口干或有汗出。舌红，苔薄腻，脉细滑。心率 92 次／分，律齐。

辨治：阴虚火旺，神不守舍证。治拟滋阴养血，清热益气，宁心安神。

处方：生熟地黄（各）9 克，太子参 12 克，功劳叶 9 克，仙鹤草 9 克，柏枣仁（各）15 克，生黄芪 15 克，大狼把草 15 克，丹参皮（各）9 克，龙须草 9 克，老君须 9 克，天麦冬（各）30 克，百合 9 克，生栀子 9 克，竹茹 6 克，合欢花 9 克，山茱萸 9 克，巴戟天 5 克，厚朴花 6 克，佛手花 6 克，紫贝齿（先煎）30 克，淡竹叶 6 克。7 剂。

[二诊]　2010 年 5 月 4 日。

苔薄腻，脉细弦滑。乏力，寐有改善，汗出渐收，纳馨，喉痰仍见，进热食流清涕。

处方：原方加防风己（各）9克，紫苏叶9克，益智仁9克，炒柴胡9克，桂枝3克，远志3克，去五味子、百合。14剂。

[随访]　坚持服药1个月后，睡眠较前明显改善，晨起喉痰略有消退，嘱患者重视精神调摄，加强体育锻炼，养成良好的生活习惯。

按　人的睡眠依靠人体"阴平阳秘"保持正常，阴阳之气自然而有规律的转化是睡眠的重要保障。生理条件下，气血充足，心有所养，心血得静，卫阳入于阴而寐。不寐的病机多由饮食不节、情志不遂、劳逸失调、体弱病后导致阳盛阴衰、阴阳失衡，产生本病。本例患者临证表现舌红、口干、手足心热等症，为阴虚火旺之象，故治疗上以生地黄、太子参、功劳叶、大狼把草、龙须草、老君须、天冬、麦冬等滋阴清热降火，调摄阴阳。患者时有焦虑，《类证治裁·不寐》云："思虑伤脾，脾血亏损，经年不寐。"因情志不遂，伤及肝气，肝气郁结，久而化火，魂不能藏而不寐。故方中用生黄芪益气健脾，山茱萸、巴戟天、熟地黄益肾，功劳叶、仙鹤草清热补虚，厚朴花、佛手花行气疏肝；柏子仁、酸枣仁、百合养血安神；合欢花解郁安神；紫贝齿安神定志。何氏称以上药物为不寐之治标之品。

患者药后汗出渐收，不寐改善，但遇热流涕，故于原方基础上去百合，加用防风防己、紫苏叶、炒柴胡疏风解表；桂枝调和营卫，益智仁摄液，并辅以远志祛痰安神。

● 案2　张某，男性，81岁。

[初诊]　2014年2月13日。

主诉：寐艰短2个月，伴夜尿频多。

病史：2个月前因夜尿频多出现寐艰短，伴夜有喉痰，夜尿多达5~6次，1个月前活动后曾有一过性心悸、气短、眩晕伴视物不清，含服速效救心丸后缓解，次日晨起再次出现心悸、胸痞、气短，含服速效救心丸后至外院就诊查心电图、头颅CT、血常规、尿常规、生化等各项指标均正常。无前列腺增生、糖尿病、高血压史。刻诊，入睡困难，且短，易醒，夜尿频多，达5~6次，夜有喉痰，纳可，口干，大便干少。舌淡红，苔薄腻白，脉细弦滑。（2014年1月21日）心超示左房增大，主动脉瓣钙化，升主动脉增宽。心电图未见异常。冠脉CT示左前降支近段小软斑块，管腔狭窄小于30%。

辨治：心、脾、肾俱虚，气血不足；治拟心、脾、肾兼补，益气养血安神。

处方：淮小麦30克，柏枣仁（各）15克，青陈皮（各）6克，北秫米

（包煎）30 克，炒党参 15 克，炒苍白术（各）9 克，玉米须 15 克，灵芝草 9 克，景天三七 15 克，红景天 9 克，益智仁 9 克，远志 5 克，茯苓神（各）9 克，桑螵蛸 12 克，蚕茧壳 10 克，灯心草 3 克，竹叶 6 克，竹茹 6 克，芡实 9 克，生白果 6 克，莲子心 3 克，莲子肉 9 克，大枣 9 克，炙甘草 3 克，生薏苡仁 30 克，姜半夏 6 克，炒怀山药 9g。7 剂。

[二诊]　2014 年 2 月 20 日。

脉细小弦滑，苔薄微腻。口干，艰寐，大便干少，喉间痰不易咳出，夜尿减至 2~3 次。

处方：原方加瓜蒌仁 9 克，石菖蒲 9 克，青礞石 9 克。14 剂。

[三诊]　2014 年 3 月 6 日。

活动后心悸，口干欲饮，药后体力改善，咽干，痰难咳，已 2 日未更衣，脉细弦滑，苔薄微腻白，尿多，夜尿 3 次，寐短早醒。

处方：炒党参 9 克，炒苍白术（各）9 克，姜半夏 6 克，茯苓神（各）9 克，灯心草 3 克，柏枣仁（各）12 克，益智仁 9 克，麦冬 9 克，薏苡根 30 克，陈皮 6 克，灵芝草 9 克，景天三七 15 克，仙鹤草 12 克，远志 5 克，女贞子 9 克，墨旱莲 9 克，莲子心 3 克，莲子肉 9 克，丹参 9 克，巴戟天 9 克，山茱萸 9 克。14 剂。

[四诊]　2014 年 3 月 20 日。

脉细弦滑，苔薄质红，舌前苔少。药后体力渐增，便调，夜尿 2~3 次，口干饮少，晨起右手麻。

处方：葛根 9 克，姜黄 6 克，覆盆子 9 克，桑螵蛸 12 克，蚕茧壳 9 克，生白果 9 克，大狼把草 15 克，炒党参 9 克，炒苍白术（各）9 克，姜半夏 6 克，茯苓神（各）9 克，灯心草 3 克，柏枣仁（各）12 克，益智仁 9 克，麦冬 9 克，薏苡根 30 克，陈皮 6 克，灵芝草 9 克，景天三七 15 克，仙鹤草 12 克，远志 5 克，女贞子 9 克，墨旱莲 9 克，莲子心 3 克，莲子肉 9 克，丹参 9 克，巴戟天 9 克，山茱萸 9 克。14 剂。

[五诊]　2014 年 4 月 3 日。

脉弦滑，舌红少苔。肢软，夜尿 2~3 次，寐稍安，喉痰色白，纳转馨，口干，大便日二行。

处方：原方加怀牛膝 9 克。14 剂。

按　不寐病名出自《难经·第四十六难》，中医古籍中亦有"不得卧""不得眠""目不瞑""不眠""少寐"等名称。临证轻者入寐困难，时寐时醒，醒后不能再寐，或寐而不酣；重者可彻夜不寐。人体正常睡眠乃阴阳之气自然而有规律地转化结果，这种规律如果被破坏，就可导致不寐症。《景岳全书·不寐》中将不寐病机概括为有邪、无邪两种类型："不寐证虽病有不一，然唯知邪正二字则尽之矣。盖寐本乎阴，神其主也，神安则寐，神不安则不寐。其所以不安者，一由邪气之扰，一由营气不足耳。有邪者多实证，无邪者皆虚证。"临床对不寐症的辨证主要遵循三个要点。一辨轻重，不寐的病证轻重，与其病因、病程长短有关，要通过不同的临床表现加以辨别。轻证为少眠或不眠，重者彻夜不眠；轻者数日即安，重者成年累月不解，苦于入睡困难。二辨虚实，不寐的病性有虚实之分。虚证属阴血不足、心脑失其所养，表现为体质瘦弱、面色无华、神疲懒言、心悸健忘，多因脾失化源、肝失藏血、肾失藏精、脑海空虚所致。实证为火盛扰心，或瘀血阻滞，表现为心烦易怒、口苦咽干、便秘溲赤、胸闷且痛，多由心火亢盛、肝郁化火、痰火郁滞、气血阻滞所致。三辨受病脏腑，不寐的主要病位在心脑。由于心神被扰或心神失养、神不守舍而致不寐，亦因肾精亏虚、脑海失滋、神不守持而致失眠。同时，其他脏腑如肝、胆、脾、胃、肾的阴阳气血失调，也可扰动心脑之神而致不寐。如急躁易怒而不寐者，多为肝火内扰；入睡后易惊醒者，多为心胆虚怯；面色少华、肢倦神疲而不寐者，多为脾虚不运，心神失养。针对不寐的治疗主要有三个要点：一是注重调整脏腑阴阳气血，由于不寐主要因脏腑阴阳失调、气血失和，以致心神不宁而不寐。因而首先应从本而治，着重调治所病脏腑及其气血阴阳，以"补其不足、泻其有余、调其虚实"为总则，应用补益心脾、滋阴降火、交通心肾、疏肝养血、益气镇惊、化痰清热、和胃化滞、活血通络等法，由此使气血和调、阴阳平衡、脏腑功能恢复正常。心神守舍，则不寐可愈。二是安神定志为其基本治法，不寐的病机关键在于心神不安，因而安神定志为本病的基本治法，其中主要有养血安神、清心安神、育阴安神、益气安神、镇肝安神、补脑安神等不同治法。三是加强精神疗法，情志不舒或精神紧张、过度焦虑等精神症状是导致不寐的常见因素，因而消除顾虑及紧张情绪，保持精神舒畅，是治疗不寐的重要方法之一，每每可取到药物所难以达到的疗效。本例患者耄耋之年，心、脾、肾三脏气血亏虚，心主血，脾为生血之源，心脾亏虚，血不养心，神不守舍，故寐艰短，心悸胸痞，气血不能上奉于脑，清阳不升，则头晕目眩，脾虚则中气下陷，肾虚则下元不固，小便淋沥不已，夜尿频多，而"肾开窍于二阴"，气虚则大肠传送无力，血虚则津枯不能滋润大肠，故而又有大便干结，苔白腻，脉细弦滑，为脾虚湿阻、气血不足的表现。治疗初以归脾汤加减补养心脾，合半夏、秫米、陈皮、茯苓、苍术、薏苡仁、玉米须、山药、莲子等健脾理气，燥湿化痰，再加灵芝草、景天三七、红景天、益智仁、蚕茧壳、桑螵蛸、芡实等益气固肾，经调治后患者脾运湿化，气血渐充，体力改善，心悸、头晕改善，大便转调畅，夜尿亦减，腻苔渐化，变舌红少苔，故后酌以二至、麦冬、仙鹤草等滋补肾阴，养心安神，患者寐渐转安。

何氏点评 综观患者年届耄耋，主症有三：寐艰，尿频，便秘。病机总合为一，老年肾亏为其根本，处方以滋肾益肾、润肠涩尿、养心安神为关键，非图攻泻而快矣。

● **案3** 陈某，男性，53 岁。

[**初诊**] 2014 年 11 月 27 日。

主诉：寐艰 2 个月。

病史：患者近 2 个月寐艰时见，伴寐中汗出，平素腰酸，口唇疱疹，乍寒乍热，大便细如筷状，口渴喜饮，伤口凝血困难，纳可，寐安。血压 130/80 mmHg，脉细小弦，苔薄。

辨治：气阴不足，虚火扰心；治拟补气养阴，清心安神。

处方：淡竹叶 9 克，生石膏（先煎）15 克，太子参 15 克，南沙参 9 克，北沙参 9 克，丹参 9 克，牡丹皮 9 克，炒黄芩 9 克，辛夷花 9 克，生槐花 9 克，合欢花 9 克，灯心草 3 克，玄参 9 克，生地黄 15 克，酸枣仁 15 克，柏子仁 15 克，瓜蒌仁 9 克，桃仁 9 克，炒柴胡 6 克，桑叶 12 克，地骨皮 12 克，桑白皮 12 克，仙鹤草 30 克，墨旱莲 15 克，芦根 12 克，白茅根 12 克，茜草 12 克，藕节 12 克，血余炭 6 克，茯神 9 克，大蓟 15 克，小蓟 15 克，白及 6 克。7 剂。

[**二诊**] 2014 年 12 月 4 日。

脉弦，苔薄微腻。药后夜寐转安，渴饮改善，大便变粗，纳可。治守原法。

处方：原方加怀牛膝 9 克。14 剂。

[**三诊**] 2014 年 12 月 18 日。

脉小弦，苔薄。药后诸症皆安，体检查总胆红素增高，B 超示前列腺钙化，肝右后叶钙化，胆囊结晶，口微苦，中脘胀满。证属气阴不足，肝郁化火，扰动心神，治拟补气养阴，疏肝降火，宁心安神。

处方：平地木 9 克，虎杖 9 克，茵陈 9 克，怀牛膝 9 克，淡竹叶 9 克，生石膏（先煎）15 克，太子参 15 克，南沙参 9 克，北沙参 9 克，丹参 9 克，牡丹皮 9 克，炒黄芩 9 克，辛夷花 9 克，槐花 9 克，合欢花 9 克，灯心草 3 克，玄参 9 克，生地黄 15 克，酸枣仁 15 克，柏子仁 15 克，瓜蒌仁 9 克，桃仁 9

克，炒柴胡6克，桑叶12克，地骨皮12克，桑白皮12克，仙鹤草30克，墨旱莲15克，芦根12克，白茅根12克，茜草12克，藕节12克，血余炭6克，茯神9克，大蓟15克，小蓟15克，白及6克。14剂。

按　《景岳全书·不寐》云："凡思虑、劳倦、惊恐、忧疑，及别无所累，而常多不寐者，总属真阴精血之不足，阴阳不交，而神有不安其室耳。"该患者年逾五旬，气阴不足故见腰酸、口渴、易出血；阴虚化火扰心故见寐艰，易热。治以补气养阴，清心安神。方中淡竹叶、石膏、牡丹皮、炒黄芩、桑叶、地骨皮、桑白皮、辛夷花、芦根、太子参、南沙参、北沙参、玄参、生地黄清热益气养阴；瓜蒌仁、桃仁、炒柴胡理气润肠；合欢花、灯心草、酸枣仁、柏子仁、茯神、丹参宁心安神；仙鹤草、墨旱莲、白茅根、茜草、藕节、槐花、血余炭、大蓟、小蓟、白及凉血止血。二诊考虑患者夜寐转安，予牛膝补肾。三诊患者诉中脘作胀，胆红素增高，考虑肝郁化火所致，故再予平地木、虎杖、茵陈疏肝降火。由此案可知不寐病由阴虚化火，扰动心神所致者，宜予养阴、清火、安神诸法兼施，则阴火得清，心安神宁。

何氏点评　主诉不寐，以艰寐为其苦，兼诉口唇疱疹、汗出，午寒乍热，渴饮，腰酸，便细，"衄血"，从当时拟方并未仅治一症。例有安神之合欢、柏子仁、灯心草、酸枣仁、茯神，活血止血之桃仁、茜草、白及、血余炭、藕节、大小蓟、墨旱莲、茅根、仙鹤草、丹参；清肺胃之热的竹叶、石膏、桑叶皮、地骨皮、苦参；养阴清热凉血止血的生地黄、玄参、牡丹皮、南北沙参、芦根、太子参；条达肝气的柴胡，脱敏之辛夷，乃至复诊时添加之虎杖、平地木、茵陈为护肝利胆，似有对症论治之嫌，且倍感药物组方之杂冗。其实不然，因为这诸多的表现中有一字相贯，即"热"字，中医治病本就在乎"由小见大"。

● **案4**　孟某，女性，40岁。

[**初诊**]　2012年12月13日。

主诉：寐艰伴神疲半年。

病史：患者近半年来自觉寐艰、夜寐易醒，入夜手足欠温，易神疲，肢软酸楚，毛发早白，脱发，肠鸣，带下量多，色白口气浊，便调，纳可，经调。有慢性肠炎史。血压120/80 mmHg，脉细小弦，苔薄。

辨治：肾阴不足，脾气亏虚；治拟滋补肾阴，益气健脾。

处方：仙鹤草15克，功劳叶10克，黑豆衣10克，桑椹子10克，女贞子10克，墨旱莲10克，炒怀山药12克，炒党参10克，炒白芍药10克，炒白术

10克，制何首乌10克，枸杞子10克，杜仲15克，芡实15克，金樱子10克，覆盆子10克，大狼把草15克，石见穿12克，柏子仁10克，酸枣仁10克，补骨脂10克。7剂。

[二诊]　2013年12月20日。

脉细滑带数，苔薄。药后乏力神疲、夜寐均渐转安，大便隔日但畅。治守前法。

处方：原方加生地黄9克，熟地黄9克，五味子5克，白果肉9克，白扁豆15克，乌梅9克，紫贝齿9克。14剂。

[三诊]　2014年1月21日。

脉细小滑，苔薄微腻。药后神疲乏力、腰膝酸软时有，夜寐已安。治守前法。

处方：原方去制何首乌；加山茱萸10克，巴戟天10克，炒川芎6克，续断9克，狗脊9克。7剂。

按　《黄帝内经》云："年四十而阴气自半也，起居衰矣。"患者年届四旬，肾阴不足故肢软酸楚，毛发早白，脱发，带下多而色白；气血亏虚，故手足欠温，易神疲；阳不入阴，则寐艰；脾气不足，则肠鸣，口气浊。故予滋补肾阴，益气健脾。方中黑豆衣、桑椹子、女贞子、墨旱莲、炒白芍药、制何首乌、枸杞子、金樱子、覆盆子、杜仲、补骨脂补肾养阴；仙鹤草、功劳叶、炒山药、炒党参、炒白术、芡实、大狼把草、石见穿补虚健脾；柏子仁、酸枣仁养阴安神。二诊患者仍有乏力神疲，故加生熟地黄补肾阴；乌梅、五味子、紫贝齿养阴安神；白果肉、白扁豆健脾止带。三诊诉仍有腰膝酸软，故予巴戟天、续断、狗脊、炒川芎滋肾通络。仙鹤草功能补虚止血，《滇南本草》云："治妇人月经或前或后，赤白带下。"《本草镜》云："下气活血，理百病。"功劳叶功能补肝肾，养气血，祛风湿，《本经逢原》云："治劳伤失血痿软，能调养气血。"大狼把草功能补虚清热。该几味药为何氏经常运用的补虚调理药物。

何氏点评　年方四旬，虚证迭起，因由虽多，总以元精亏耗为本，中医药之擅长也，望能多加注意，善于应用，万勿束之高阁。仙鹤草又名脱力草，20世纪70年代初在农村听老农介绍系当地农家入冬后采集煎熬成浓汁，日服治一年之劳伤，且其于新中国成立前所患被宣不治之肺痨，而以此药煎服竟痊。亦是20世纪70年代末，何氏随师之际知悉该药为原公费第五门诊部之补力膏的主药，自此，何氏方中时时以补虚为用。

- **案5** 胡某，女性，30岁。

［初诊］ 2012年8月30日。

主诉：反复失眠一年。

病史：患者一年来寐短易醒，时有心悸，无胸闷痛，平素易感冒发热，口疮痛每月发作1次，纳可，便调，口不渴，月经调。体格检查有"乳腺小叶增生"，血压120/70 mmHg，脉细弦结，舌红苔薄腻。

辨治：肝郁血瘀，心神失养；治拟养心安神，疏肝活血之法。

处方：淮小麦30克，浙贝母9克，姜竹茹6克，制半夏9克，北秫米（包煎）30克，茯神9克，远志6克，紫贝齿30克，炒柴胡9克，炒黄芩9克，生栀子9克，八月札9克，广郁金9克，合欢皮9克，青皮10克，陈皮6克，泽漆15克，生黄芪15克，炒苍术9克，炒白术9克，炒防风6克，王不留行9克，益母草9克，制香附9克。7剂。

［二诊］ 2012年9月6日。

舌红苔薄，脉细小弦。药后夜寐转酣，胃纳增，大便欠畅，稍干结，口不渴；证属阴虚火旺，心神失养；治拟滋阴清火，养心安神。

处方：仙鹤草12克，功劳叶12克，南沙参12克，炒谷芽10克，炒麦芽10克，六曲10克，合欢皮10克，夜交藤15克，淮小麦30克，炙甘草6克，大枣10克，百合9克，炒知母9克，炒黄柏9克，茯神15克，柏子仁15克，酸枣仁15克，生地黄10克，熟地黄10克，厚朴花6克，佛手花6克，姜竹茹6克，制半夏6克，生山楂15克，月季花5克。15剂。

［三诊］ 2012年9月20日。

脉小弦滑，苔薄微腻。药后夜寐安，纳馨，食多脘痞，大便偏稀，经水先期6日；治守前法，佐以疏肝理气。

处方：合欢皮10克，夜交藤15克，淮小麦30克，炙甘草6克，大枣10克，百合9克，炒知母9克，炒黄柏9克，茯神15克，柏子仁15克，酸枣仁15克，生地黄10克，熟地黄10克，佛手花6克，厚朴花6克，姜竹茹6克，制半夏6克，生山楂15克，月季花5克，炒谷芽10克，炒麦芽10克，六曲10克，仙鹤草12克，功劳叶12克，南沙参12克，益母草9克，制香附9克，紫苏梗9克，炒防风9克，豆蔻（后下）3克，莱菔子9克。7剂。

按 患者寐艰已一年，伴心悸、口疮，乳腺小叶增生史，舌红，脉弦结，属肝郁血瘀，心神失养。方中炒柴胡、生栀子、八月札、制香附、陈皮、青皮疏肝理气；王不留行、益母草活血养血；生黄芪、炒防风、泽漆、浙贝母、姜竹茹、制半夏、炒苍术、炒白术化湿健脾；淮小麦、北秫米、茯神、远志、紫贝齿、合欢皮安神；炒黄芩清热。二诊夜寐转酣，大便稍干结，舌红苔薄，脉细小弦，考虑证属阴虚火旺之证，重用滋阴清火之品，生地黄、熟地黄、炒黄柏、炒知母、南沙参、功劳叶滋阴清热；夜交藤、合欢皮、淮小麦、炙甘草、百合、茯神、柏子仁、酸枣仁养心安神；厚朴花、佛手花、月季花、仙鹤草理气补虚；炒谷芽、六曲、炒麦芽、大枣、生山楂、制半夏、姜竹茹化痰健脾和胃。三诊时诉食多脘痞，大便偏稀，抑或干结，经水先期6日，于原方基础上酌加疏肝理气之品。患者为女性白领，平素工作繁忙，致肝气郁结，日久化火，耗气伤阴，心神失养，故治疗围绕养阴安神、疏肝理气展开。

何氏点评　不寐者或彻夜，或时短，或易醒，或梦扰，或艰于眠，其苦患者自堪，且又易兼伴心悸，甚者早搏频频，又或血压陡增，又或口舌疮疡频频。通常酸枣仁、茯神、远志、合欢皮（花）、夜交藤、五味子、龙骨、龙齿、灯心草、柏子仁皆为临床之所用，当然《黄帝内经》之古方半夏秫米汤更不可遗忘。应多从辨证着手，而切不可以找寻"分型"，从本例看，是方中既有"半夏秫米汤"又有"甘麦大枣汤"；既合"百合地黄汤"，又合"百合知母汤"；既含有"酸枣仁汤"，又含"温胆"之意，且又集"逍遥散""小柴胡汤""栀子豉汤"之法，故治不寐，绝非单纯"安神"可也。

（四）汗证案

● 案1　董某，女性，80岁。

[初诊]　2008年9月4日。

主诉：多汗半年余。

现病史：半年来时时汗出。动辄益甚，烘热阵阵，但又畏寒怯冷；乏力神疲肢软，心悸胸闷，夜尿频，纳可，大便调，口不渴；膝痛拘急，不能行走。有退行性骨关节病、冠心病心房颤动史多年。心电图示心房颤动。舌淡红，苔薄微腻；脉细小结代。神清，面色略潮红；心率84次/分，房颤律，肺部无阳性体征；双膝关节轻度肿大变形，肤色皮温正常，下肢无水肿。

辨治：心肾阳气不足；治拟温补心肾。

处方：仙茅9克，淫羊藿9克，补骨脂9克，菟丝子9克，杜仲12克，牛膝12克，虎杖12克，苦参6克，生白果6克，灵芝草12克，景天三七12克，炒当归9克，生熟地黄（各）9克，砂仁（后下）3克，炒怀山药12克，茯神12克，五味子3克，炙瓜蒌皮9克，焦枳壳9克，沉香（后下）3克。7剂。

[二诊]　2008年9月11日。

舌淡红而润，苔薄白中微腻，脉细小结代。多汗稍减，心悸烦热已无；但气短喘促，尿少且频，纳可寐安。证乃心气虚无以敛汗摄津，肾阳虚不能纳气平喘。按原意进取，益气敛汗摄津，温肾纳气平喘。

处方：熟附片6克，桂枝6克，炒白术芍（各）12克，炒党参15克，炙黄芪15克，炒防风15克，炒当归12克，灵芝草9克，景天三七9克，生白果9克，五味子3克，杜仲15克，补骨脂9克，紫石英（先煎）30克，潼白蒺藜（各）12克，泽泻9克，猪茯苓（各）9克，葛根9克，片姜黄6克，威灵仙9克，麦冬9克，五倍子6克，龙牡（各，先煎）30克。14剂。

[随访]　药后症减，原方出入化裁，调治月余症安。

按　自汗、盗汗均为津液外泄异常的病证。不因外界环境因素的影响，而白昼时时汗出，动辄益甚者，称为自汗；寐中汗出，醒来自止者，称为盗汗。虽然不少医家坚持"自汗多阳虚，盗汗多阴虚"的观点，但自汗、盗汗各有阴阳之证，不可拘泥自汗必属阳虚，盗汗必属阴虚。临证之时，不仅要掌握汗证的一般规律，更要立足辨证为主。

患者主症为多汗、烘热，而无五心烦热，结合其高龄、心悸胸闷、膝痛拘急；四诊合参，考虑患者证属心肾阳气不足；并非仅依据"自汗多阳虚"之说而辨为阳虚之证。其烘热一症，若患者年龄在45~55岁，则考虑为脏躁，也就是更年期综合征。但患者已80岁高龄，可见其烘热、汗出并非脏躁所致。而是由于高年体弱，脏腑功能衰弱，气阳不足，气虚不能摄津固表敛汗，"阳虚生外寒"，故时时汗出，畏寒怯冷。阴阳互根，阳损阴伤，"阴虚生内热"，阴阳不交，因此烘热阵阵；而虚热亦可以迫津外泄，加重出汗。

患者汗出并非表证所致，因患者无头痛、鼻塞、清涕，脉浮等症。此处"桂枝"并不是发汗解表的，而是另有其意。一是桂枝同白芍药、熟附片合用，取"伤寒论"桂枝加附子汤之意。《伤寒论·辨太阳病脉证并治》中有"汗漏不止"一症，原文为"太阳病，发汗，遂漏不止，其人恶风，小便难，四肢微急，难以屈伸者，桂枝加附子汤主之。"该条阐明了太阳病发汗太过之后，导致阳虚汗漏的证治。桂枝附子汤即桂枝汤加制附子一枚，并加大甘草用量而成。桂枝汤调和营卫，附子则温阳固表止汗。桂枝加附子汤主要针对表阳不固，汗漏不止而设。患者时时汗出，潮热阵阵，皮肤潮湿无干燥之时，其症状表现与"漏汗不止"相似。究其原因乃心肾阳虚不能固液敛津，致使汗液不断外渗。方中桂枝同白芍药、熟附片合用则可温阳固表敛汗。二是用桂枝温振心阳。汗为阴液，人体涕、泪、汗、涎、唾五液中"汗为心液"；多汗导致阴津匮乏，心液外泄；津失载气之能，气随津脱，因此，多汗还可以直接伤及心之阳气。

二仙汤具有调理冲任的作用，用其治疗更年期综合征疗效颇佳。何氏认为，不能把二仙汤作用局限化，因为仙茅、淫羊藿具有良好的温补肾阳功效。患者膝痛拘急、夜尿频频，已是耄耋之年，肾虚可见一斑。方中二仙、补骨脂、菟丝子温补肾阳。杜仲、牛膝补肾壮骨。当归、熟地黄养血滋阴，以充汗源。二诊寓参附龙牡汤、真武汤、玉屏风散以及青娥丸之意，旨在温补心肾、益气养血、阴阳并补。

● **案2** 沈某，男性，49岁。

[**初诊**] 2008年10月21日。

主诉：汗多湿衣半年。

病史：汗多湿衣，右胁腹不适半年。刻下咽痛，咯痰黄，无咳嗽，已旬日。舌质淡红，苔腻黄，脉小弦滑。胃镜示有"慢性浅表性胃炎"。

辨治：肺脾不足，痰湿内蕴，且有湿从热化之象；治拟清肺健脾，燥湿化痰，佐以清热。

处方：姜半夏9克，陈皮6克，炒苍术9克，炒白术9克，茯苓15克，厚朴6克，藿香9克，佩兰9克，龙葵9克，姜竹茹6克，薏苡仁30克，炒黄连3克，仙鹤草9克，砂仁（后下）3克，豆蔻（后下）3克，炒黄芩9克，炒知母6克，炒黄柏6克，滑石30克。7剂。

[**二诊**] 2008年10月28日。

脉细小弦，苔腻黄已化，患者诉汗已少，右胁脘腹不适已宽，便调。治守前法。

处方：原方加炒党参9克，炒当归9克，生地黄9克，熟地黄9克，生黄芪9克。14剂。

[**三诊**] 2008年11月13日。

脉细弦滑，苔薄黄腻。汗出已收，脘胁不舒未已。

处方：原方加炒柴胡9克，八月札9克，郁金9克，黑豆衣9克。14剂。

[**随访**] 14剂后诸症改善。

按 汗证是由于人体阴阳失调，营卫不和，腠理不固，不利而引起汗液外泄失常的病证。根据汗出的表现，一般可分为自汗、盗汗、战汗、黄汗等。该患者表现为自汗易汗，首当考虑肺卫不顾，腠理开阖失司，津液外泄，然详究其病史，患者已病半年，病程已久，《黄帝内经》云："饮入于胃，游溢精气，上输于脾，脾气散精，上归于肺，通调水道，下输膀胱，水精四布，五经并行。"因为水液的正常代谢与肺、脾之功能密切相关，久病一方面提示肺、脾功能失常，另一方面又会反过来影响肺、脾功能，体内的体液在致病因素的影响下，失去了正常的运行途径和规律，水液代谢失常，逐步停蓄凝结成痰，脾为生痰之源，肺为贮痰之器，故而该患者之发病，不可仅仅聚焦于肺卫不固，汗液外漏，同时应当考虑肺、脾之本及病理之痰与久汗之苦之间的联系和影响。

因此此例实为本虚标实之证。治疗之法，以清肺健脾治其本，燥湿化痰以治其病理产物，同时患者久病腠理不密，经历暑湿之日有暑邪内犯，滞留腠理加重痰湿，视其舌脉，有湿从热化之象，佐以清热之法。方用二陈汤配以姜竹茹、薏苡仁燥湿化痰、理气和中；苍术、白术、厚朴健脾燥湿；仙鹤草、砂仁、豆蔻行气温中，化湿消痞；患者既往有慢性浅表性胃炎史，与龙葵、黄连健胃；藿香、佩兰配伍清暑湿；炒黄芩清肺热，知母、黄柏配伍清下焦之虚热，滑石清热解暑，利尿祛湿，使热从小便而解。

何氏临证深究发病之根源，注重疾病的动态改变，并据此指导治疗，用药顾及周全，故7剂即效彰。二诊苔腻黄已化，汗已少，右胁脘腹不适亦宽，痰湿初化，予炒党参、生黄芪益气健脾；汗为阴液，久汗伤阴，故予当归、生地黄、熟地黄养阴血阴液。一方面杜生痰之源，一方面滋汗液之津。三诊汗已收，然仍有脘胁不舒虽宽但未已，此时考虑有脾胃失和之外，还有肝气不疏的表现，故予以炒柴胡、八月札、郁金疏肝解郁，黑豆衣滋阴养血，平肝益肾。可谓肺脾肝肾、气血阴阳同调，痰湿暑热并清。

（五）脑梗死案

● **案1**　顾某，女性，73岁。

[**初诊**]　2014年11月27日。

主诉：头晕伴右侧肢体肌力减退2个月。

病史：患者2个月前出现头晕房旋伴右侧肌力减退，肢体活动尚可，右手指端稍感麻木，即至外院查头颅MR示右小脑半球梗死灶，予银杏叶、阿司匹林等药物治疗后缓解。现患者自觉头晕时作，右侧肢体乏力，口干，纳可，便调，寐安。否认既往高血压、糖尿病病史。苔薄，脉细小弦。

辨治：肝肾不足，气滞血瘀；治当补益肝肾，理气活血。

处方：僵蚕9克，蝉蜕9克，土鳖虫9克，全蝎6克，水蛭6克，蜈蚣1条，炒当归12克，生地黄15克，熟地黄15克，炒川芎9克，续断9克，炒苍术9克，炒白术9克，炒山药9克，茯苓9克，猪苓9克，炒柴胡6克，炒枳壳9克，灵芝草9克，景天三七15克，大狼把草15克，广郁金9克，葛根9

克，麦冬9克，龟甲9克，鳖甲9克，吴茱萸9克，玄参9克。7剂。

[二诊] 2014年12月4日。

脉细小弦，苔薄。药后头晕稍好转，肢端乏力改善，治守前法。

处方：红景天12克，生黄芪9克，枸杞子9克，桑叶9克，片姜黄6克，僵蚕9克，蝉蜕9克，土鳖虫9克，全蝎6克，水蛭6克，蜈蚣1克，炒当归12克，生地黄15克，熟地黄15克，炒川芎9克，续断9克，炒苍术9克，炒白术9克，炒山药9克，茯苓9克，猪苓9克，炒柴胡6克，炒枳壳9克，灵芝草9克，景天三七15克，大狼把草30克，广郁金9克，葛根9克，麦冬9克，龟甲9克，鳖甲9克，山茱萸9克，玄参9克。14剂。

[三诊] 2014年12月18日。

脉细弦滑，苔薄。药后头晕、乏力继见好转，寐欠酣，治守前法。

处方：炒赤芍药9克，炒白芍药9克，桂枝3克，柏子仁9克，酸枣仁9克，红景天12克，山茱萸9克，玄参9克，生黄芪9克，枸杞子9克，桑叶9克，片姜黄6克，僵蚕9克，蝉蜕9克，土鳖虫9克，全蝎6克，水蛭6克，蜈蚣1条，炒当归12克，生地黄15克，熟地黄15克，炒川芎9克，续断9克，炒苍术9克，炒白术9克，炒山药9克，茯苓9克，猪苓9克，炒柴胡6克，炒枳壳9克，灵芝草9克，景天三七15克，大狼把草30克，广郁金9克，葛根9克，麦冬9克，龟甲9克，鳖甲9克。

按 《杂病源流犀烛·中风》云："人之血六十岁，气血就衰，乃有中风之病。"该患者年逾七旬，肝肾不足，故虚风内动，气虚血瘀而致病，故予补益肝肾、理气活血之剂。方中土鳖虫、全蝎、水蛭、蜈蚣、炒川芎、景天三七、蝉蜕、僵蚕、炒当归活血息风；炒柴胡、炒枳壳、广郁金、葛根、炒苍术、炒白术、茯苓、猪苓理气化湿；熟地黄、续断、生地黄、炒山药、龟甲、鳖甲、吴茱萸、玄参、麦冬、灵芝草、大狼把草补益肝肾。二诊患者症减，故加红景天、生黄芪、枸杞子、桑叶、姜黄补虚活血息风。三诊患者伴见寐艰，故加炒赤芍药、炒白芍药、桂枝、柏子仁、酸枣仁养阴安神。何氏临诊强调"综合调治"，该患者为虚实夹杂之证，故予补益以治本，理气活血以指标，乃收桴鼓之效。

何氏点评 本例患者年迈已逾70，精血暗耗在先，气血于络中阻滞运行，伤络伤脉为其必然，虚风妄动亦然可知。此类伤络伤阴，瘀痰滞留阻隧之症看似杂，实乃清晰显然。选虫类药搜风剔络，养阴血息虚风之品以柔肝，再参合活血健脾润气诸药，以助患者康复。

● **案 2** 朱某，男性，50 岁。

[**初诊**] 2006 年 2 月 20 日。

主诉：左侧肢体乏力，言语不清 3 日。

病史：患者诉 3 个月前无明显诱因出现左侧肢体乏力，并于饮酒后发生短暂性言语不清，因自行恢复，故未予重视治疗。3 日前，患者左侧肢体乏力再发，渐至不能行走，言语含糊，遂就诊。头颅 MR 显示右侧额顶叶多发新鲜梗死灶，脑干、双基底节、半卵圆区多发性腔隙性梗死，部分已为软化灶。患者无口眼歪斜，无头晕头痛，大便干结，3~4 日一行。口不渴，纳可寐安。嗜烟喜酒。有高血压病 10 年，最高为 180/100 mmHg，降压药物长期服用中，但血压不稳定，时有偏高。无糖尿病史。舌质暗红，苔黄腻且灰，右脉小弦，左脉小弦滑。神清，鼻唇沟对称，无口角歪斜，伸舌居中。左侧下肢肌力约 3 级，右侧肢体肌力正常；下肢无凹陷性水肿。头颅 MR 显示右侧额顶叶多发新鲜梗死灶，脑干、双基底节区、半卵圆区多发性腔隙性梗死，部分已为软化灶。血肝肾功能正常；血、尿常规正常。

辨治：中风，中经络，肝阳火盛，夹湿、热、瘀浊阻滞脉络；治拟平肝潜阳，化湿泄浊，清热通络。

处方：石菖蒲 9 克，姜半夏 9 克，陈胆南星 6 克，青礞石（打）30 克，黄芩 6 克，夏枯草 6 克，猪茯苓（各）12 克，车前子（包煎）15 克，牛膝 30 克，益母草 12 克，苦参 6 克，虎杖 15 克，杜仲 12 克，桑寄生 12 克，天麻 9 克，钩藤（后下）15 克，石决明（先煎）30 克，羚羊角粉（分吞）0.6 克，制大黄 12 克，枳椇子 9 克。7 剂。

[**二诊**] 2006 年 2 月 27 日。

药后腻苔有所退化，但大便仍干结不畅，脉小弦。

处方：原方加芒硝（分冲）3 克。

[**随访**] 中药治疗 2 个月后，大便转畅，但腻苔退净后有反复。嘱患者戒烟、限酒、少饮浓茶。后根据病情转为健脾化痰、祛瘀通络法调治半年余，肢体功能基本恢复。

按 《黄帝内经》云："诸暴强直，皆属于风"，又云："邪之所凑，其气必虚。"《金匮要略》说："正气引邪，㖞僻不遂。"人体肢体、筋脉、肌肉活动与肝、脾两脏密切相关。肝主筋脉，脾主四肢，肝主藏血，脾主统血；两者血虚，无以荣养筋络，引动内风，可致肢体猝然废弛，遍身筋络拘急，甚者神识不清。此病机多责之肝阳夹动虚风，实邪乘隙袭凑空窍，若痰热无由宣泄，痰沫上壅，阻闭清窍，则不能言语。患者平素嗜烟、酒、茶，三者均可助湿生热。苔黄腻灰，右脉小弦，左脉小弦滑；湿热内阻，夹有肝阳。左脉弦小滑，肝阳夹有湿热之邪；右脉小滑，为湿浊内伏。大便日一行，但干结，内有热邪之征。结合头颅 MR，脑络、肢体筋脉不畅，责之湿热内阻，血行痹阻滞。总之，本证为肝阳火盛，夹湿、热、痰浊，阻滞脉络所致。治宜平肝潜阳，化湿泄浊，清热通络。方寓三鲜汤、天麻钩藤饮、羚羊角汤以及礞石滚痰丸之意，化湿浊，平肝阳，清肝火，息内风，通络脉。

（六）血管迷走性晕厥案

● **案** 宋某，男性，79 岁。

[**初诊**] 2007 年 10 月 11 日。

主诉：头晕阵作 4 年，伴晕厥。

病史：患者有阵发性头晕病史 4 年，伴有短暂性晕厥。2007 年 9 月因晕厥发作频繁而入院治疗。其晕厥发作多见于由坐位而站立之时，或见于饱餐后及头部转侧时。每次持续时间 2~3 秒，伴有头晕、恶心、目糊。无视物旋转，无心悸胸痛，无冷汗等。发作后，有肢体麻木感。刻下头晕、乏力神疲，口不渴，纳可，大便溏薄，日行 2~3 次。舌质暗淡，苔白腻，脉小弦滑。有高血压病史 2 年，最高 175/115 mmHg，目前服用氨氯地平 5 mg，每日 1 次，血压控制在 110/70 mmHg。无糖尿病史。头颅 MR 未见明显异常；颈椎 X 线片示退行性改变及 $C_{4/5}$ 椎间盘病变；心电图基本正常；血糖、血脂正常。

辨治：厥证，气血亏虚，阳气不振，清窍失养；治拟益气养血，温补脾肾，升举阳气。

处方：炒党参 12 克，炒苍白术（各）9 克，泽泻 30 克，炙黄芪 15 克，炒当归 15 克，制熟地黄 15 克，砂蔻仁（各，后下）3 克，枸杞子 12 克，制何首乌 15 克，炒柴胡 6 克，炙升麻 6 克，陈皮 3 克，葛根 9 克，威灵仙 6 克，桂枝 1 克，虎杖 15 克，补骨脂 9 克，骨碎补 9 克，巴戟天 15 克，山萸萸 9 克，熟附片 4.5 克，鹿角片（先煎）10 克，坎炁 1 条，大枣 15 克。7 剂。

[**随访**] 患者头晕减轻。仍以原方续进，稍作损益。门诊调治半年，眩晕虽时作时止，但晕厥未发。

按 患者年近八旬，头晕目花，间或伴昏厥之象，但无跌扑。厥者，乃阴阳之气不相顺接。头为诸阳之会，本证缘于气血亏虚不能上荣于脑，清窍失养。苔薄白腻为内有寒湿，脉小弦滑，其脉证神色均无明显热象。

厥证的主要病机是气机突然逆乱，升降乖异，气血运行失常。神志受影响则昏不知人，或气血不达四末则逆冷。如《素问·方盛衰论》中说："是以气之多少，逆皆为厥"；《灵枢·五乱》中进一步指出："气乱于臂胫则为四厥，乱于头则为厥逆。头重眩仆。"而气机逆乱又有虚实之分，凡气盛有余，气逆上冲，血随气逆，气陷于下，血不上达，气血一时不相顺接，以致神明失养，四末不温发生厥证为虚证。临床对于各种病证，贵在全面分析，不仅要明辨病机，还当审时度势，分清缓急先后，治疗才能做到准确无误。患者已是耄耋之年，脏腑不足，气血虚弱，清窍失养，故而平素眩晕；若气陷于下，清阳不升，气血一时不相顺接，则可导致短暂昏厥。《金匮要略》中说："夫病痼疾加以卒病，当先治其卒病，后乃治其痼疾也。"可见，久病势缓，可缓其治；卒病势急，稍缓则变化莫测，法当急治。方中党参、白术取四君之首；当归、熟地黄取四物之首。四君补阳，所以益气；四物补阴，所以养血。黄芪、当归，即当归补血汤，不仅大补脾肺之气，亦能使有形之血生于无形之气，养血而和阴。方中之方，白术附子汤，白术暖其土脏，附子暖其水脏，水土两暖，脾肾双补；而泽泻汤中泽泻利水除饮，白术补脾制水，以防水饮寒湿之邪，上乘清阳之位。用鹿角片、巴戟天气重而味之厚者，温补下焦元阳；用升麻、柴胡气轻而味之薄者，引清阳之气上腾，复其本位。全剂配合，共收温补气血，升阳举陷，使得气血各归其位，上下气机贯通，阴阳相互调和。

　　该患者气阳不足，阴阳之气一时不相顺接，并夹有寒湿之邪。寒、湿均为阴邪，寒易伤及阳气，湿易阻滞气机。寒邪伤阳，阳气虚衰，清阳不能上达，脑窍失养可致眩晕、厥证；湿阻气机，升降失常，浊阴上蒙清窍，也可导致眩晕、厥证。诚如《杂症会心录》所说："元阳被耗，气虚为病，盖禀厚则真火归元，脏亏则气逆上奔，此阳虚之运也……治阳亏者，用八味养血汤，加人参之类，益火之源，以生元气。所谓滋苗者，必灌其根。"至若处方用药，本证阳虚多寒，最嫌凉润，恐助阴邪；但亦尤忌辛散，恐伤阴气，宜甘温益火，故选用鹿角片、补骨脂、巴戟天；虽然桂枝、熟附片辛散，但量少轻微，无伤阴气之虞。由此可见，高血压病痼疾仍应以病证为主，有是证用是药，不要拘泥高血压而不敢温补，但也要注意使用温补药之后血压的变化，始终全面分析观察，辨证论治，进退用药。

（七）颤证案

● **案**　张某，女性，67 岁。

[初诊]　2012 年 8 月 2 日。

主诉：阵发性身体颤动一年余。

病史：患者一年来身体颤抖，手、唇抖动，声嘶，呈阵发性，与情绪有关，平素易紧张、恼怒，肢颤语颤遇事易作，静息亦见，或有安时，颜面右大左削，口角流涎不自主，善欠，大便不畅。倦怠，口干夜甚，脘安。血压130/80 mmHg，四肢肌力5级，病理征阴性。脉小，苔薄。

辨治：气血亏虚，虚风袭络；治拟益气养血，息风宁络之法。

处方：柏子仁12克，酸枣仁12克，炒当归12克，炒川芎9克，炒党参12克，炒白芍药9克，炒白术9克，炒怀山药12克，生地黄15克，熟地黄15克，珍珠母30克，龟甲9克，鳖甲9克，龙骨30克，牡蛎30克，淮小麦30克，炙甘草6克，大枣9克，灵芝草9克，景天三七15克，大狼把草15克，葛根9克，枸杞子9克，夜交藤15克，潼蒺藜15克，女贞子10克，墨旱莲10克。14剂。

[二诊]　2012年8月16日。

脉细小，苔薄。药后肢颤、口干改善，寐艰短，朝起胸闷，易紧张，左耳后痛，肢软乏力，纳可。治守前法，佐以安神宁络。

处方：仙鹤草30克，功劳叶15克，黑豆衣9克，女贞子10克，墨旱莲10克，炒当归18克，生地黄15克，熟地黄15克，杜仲15克，狗脊15克，补骨脂15克，山茱萸12克，巴戟天12克，潼蒺藜9克，白蒺藜9克，炒党参15克，炒白术15克，炒白芍药15克，合欢皮9克，夜交藤15克。14剂。

[三诊]　脉细小，苔薄。药后胸闷、寐艰改善，肢软乏力、肢颤之象减轻，纳可。治守前法。

处方：原方加景天三七15克。14剂。

按　患者年近七旬，气血不足，心神失养则见倦怠、寐艰；肝肾阴虚，虚风内动，则见肢颤语颤，恼怒时尤甚，方中炒当归、炒党参、炒川芎、炒白芍药、炒白术、炒山药益气养血；生地黄、熟地黄、龟甲、鳖甲、女贞子、墨旱莲补益肝肾养阴；珍珠母、龙骨、牡蛎重镇息风；大枣、灵芝草、景天三七、大狼把草补虚活血；柏子仁、酸枣仁、夜交藤滋阴安神。二诊考虑患者年老体虚，予仙鹤草、功劳叶、黑豆衣、杜仲、狗脊、补骨脂、山茱萸、巴戟天补肾疗虚，肢颤改善，去珍珠母、龙骨、牡蛎、龟甲、鳖甲等。三诊患者诸症皆减，再予前法进步。《黄帝内经》云："诸风掉眩，皆属于肝。"《灵枢·天年》云："五十岁，肝气始衰，肝叶始薄，胆汁始减，目始不明；六十岁，心气始衰，若忧悲，血气懈惰，故好卧；七十岁，脾气虚，皮肤枯。"故老年患者颤证治疗需注重肝肾之阴及气血的治疗。

何氏点评　何氏之用药或多或简，皆从患者出发，本例则为典型大方之属，乃因其之"颤"不由自主，且经沪上多家著名三甲西医医院神经内科详细检查与诊治，又予排除"帕金森病"，但患者痛苦非凡，言其心理障碍却又颇为牵强，综合其有"腔梗""面瘫"等病痛，故从年迈气血阴阳失调，虚风内动论治，所谓"治风先治血，血行风自灭"。仿"大定风珠""三甲复脉"之类不可不知；风者百病之长，风者善行数变，无处不到，巅顶之处唯风独到，此类至理名言，皆时时可用以指导临床用药，亦不可不知。

（八）阳痿案

• **案**　卢某，男性，40岁。

[**初诊**]　2015年3月19日。

主诉：房事不调伴背痛2个月。

病史：患者近2个月来房事不调，时伴腰背酸痛，平素易面红生火，胃纳尚可，二便调顺，寐安。有浅表性胃炎，轻度脂肪肝病史。苔薄微腻，脉细小。

辨治：肾元不足，湿瘀内蕴；治当补益肾阳，化湿活血。

处方：炒川芎9克，续断9克，女贞子9克，墨旱莲9克，楮实子15克，山茱萸12克，巴戟天12克，益智仁12克，锁阳12克，生地黄12克，熟地黄12克，砂仁3克，丹参9克，补骨脂9克，杜仲15克，怀牛膝9克，知母9克，黄柏9克，龟甲9克，鳖甲9克，坎炁1条，仙鹤草15克，功劳叶12克，薏苡仁30克，茯苓9克，黑豆衣12克，狗脊12克，佛手9克。

[**二诊**]　2015年3月26日。

脉细小弦，苔薄微腻。药后诉症情有改善，唯口干，治守前法。

处方：原方加炒苍术12克，炒白术12克，炒山药9克，细辛3克，菟丝子9克，乌药9克，石见穿9克。14剂。

[**三诊**]　2015年4月9日。

脉细小弦，苔薄微腻。药后诉性事有改善，唯时间稍短，治守前法。

处方：金樱子9克，覆盆子9克，芡实15克，炒川芎9克，续断9克，女贞子9克，墨旱莲9克，楮实子15克，山茱萸12克，巴戟天12克，益智仁12克，锁阳12克，生地黄12克，熟地黄12克，砂仁（后下）3克，丹参9克，补骨脂9克，杜仲15克，怀牛膝9克，知母9克，黄柏9克，龟甲9克，鳖甲9克，坎炁1条，仙鹤草15克，功劳叶12克，薏苡仁30克，茯苓9克，黑豆衣12克，制狗脊12克，佛手9克，炒苍术12克，炒白术12克，炒山药9克，细辛3克，菟丝子9克，乌药9克，石见穿9克，

按　《诸病源候论》云："肾虚不能荣于阴器，故萎弱也。"该患者肾元

不足，日久又致湿瘀内阻，故见阳事不兴，但患者又见面红生火阴虚之象，故予补肾温阳、化湿活血之剂，佐以滋阴之品。方中楮实子、山茱萸、巴戟天、益智仁、续断、锁阳、熟地黄、补骨脂、杜仲、坎炁、制狗脊、牛膝补益肾阳；女贞子、墨旱莲、生地黄、知母、黄柏、龟甲、鳖甲、黑豆衣滋阳养阴；砂仁、佛手、丹参、川芎、仙鹤草、功劳叶、薏苡仁、茯苓理气活血化湿；炒山药、细辛、菟丝子、乌药补肾温阳。三诊患者性事有改善，唯时间稍短，故加金樱子、覆盆子、芡实补肾固精。《景岳全书》云阳痿："火衰者十居七八。"何氏认为临诊切勿为此理论所约束，由此案可知为阴阳俱虚，如一味温阳，恐使原已不足之肾阴更为耗伤，故予温阳、滋阴并施，对于温阳药的选用也不宜纯用温燥之品，可多选用温润之剂。

何氏点评　患者近方四十，阴气自半，性事能力不振亦影响生活质量，若从药物相助，似乎振奋阳气，助阳益火最为直接，殊不知"竭泽而渔"，非长久之计。填精生髓以助火源反为上策，莫图一时，切忌急功近利。

（九）郁证案

● **案**　陈某，男性，19岁。

[**初诊**]　2009年12月19日。

主诉：注意力难以集中3个月余。

病史：3个月来，患者注意力难集中，精神恍惚，心神不宁，多有头痛，易泻，闻及异味易多咳，易咯痰涕稠厚色黄，神疲乏力。外院诊断为"抑郁症"，但患者拒服抗抑郁西药。舌淡红，苔薄白腻，脉小滑。神清，表情抑郁，心肺听诊无异常。血常规、肝肾功能正常。心电图正常。

辨治：心肺郁热，肝郁气结，神不守舍；治拟养心安神定志，清肺化痰宁心，疏肝行气解郁。

处方：淮小麦30克，生甘草9克，大枣9克，炒黄芩9克，辛夷9克，鱼腥草9克，紫贝齿（先煎）30克，龙齿（先煎）30克，郁金9克，仙鹤草30克，乌梅9克，生白果6克，羚羊角粉（分吞）0.6克，羌活9克，生石膏30克，吴茱萸3克，紫苏梗9克，旋覆梗9克，炒柴胡9克。7剂。

[**二诊**]　2009年12月26日。

苔薄，脉小弦。痄转安，但乏力神疲倦怠，自觉思维迟钝，仍不得闻及异味。

处方：原方加桑叶皮（各）9克，杭菊花9克，芦茅根（各）9克，益智仁6克，五味子3克，远志3克。7剂。

[三诊]　2010 年 1 月 9 日。

脉小弦，苔薄，乏力，寐欠酣。或见目糊花，涕清。

处方：原方加葶苈子（包煎）30 克，白芥子 9 克，细辛 3 克，炒黄连 3 克，益智仁 3 克，葛根 9 克。14 剂。

[随访]　苔腻化，涕转清，闻异味不适减，自觉症情好转，故再于清热泻肺、解表除痰、益智醒脑之剂，14 剂后，诸症皆除，自觉心情愉快，精神转佳，学习思考无碍。

按　患者是大学一年级学生，上海生源但就读于外地，情志怫郁，冈冈不乐，当属"郁证"范畴，患者头痛多咳，痰、涕色黄黏稠，似有外感之象，实为肺气郁闭所致并有化热之象。因肝气不舒，故而情志不舒，久则暗耗心血。精神恍惚，神疲乏力，乃脾虚不运之征，脉小滑、苔薄腻则为脾虚生湿之佐证，患者证属神伤气郁型，方用甘麦大枣汤加味，方中淮小麦补益心气，大枣健脾养心，生甘草缓急，并有解毒功效，三药合用，养心润燥，而安心神。紫贝齿、龙齿、羚羊角粉重镇安神，清肝平肝；柴胡、郁金疏肝解郁。

患者多咳有痰，此为肺气郁闭；头痛易泻，则为脾虚湿盛，上扰清窍，下趋肠道，清浊不分所致。故予辛夷开肺窍，鱼腥草、黄芩清热解毒，化痰止咳。乌梅、白果敛肺生津。羌活、吴茱萸散寒止痛，治疗头痛。石膏清热除烦止渴，紫苏梗、旋覆梗理气宽中，降气消痰。标本兼治，亟应考虑周全。二诊时，药后症减，然气郁痰湿之象愈显，予桑叶、菊花、桑白皮疏风清热，芦根、白茅根清热生津除烦，益智仁、五味子温脾暖肾补心，收敛固涩，益气生津。远志安神祛痰，协同益智仁之功效。三诊时，腻苔化，涕转清，闻异味不适减，症情好转，故再予清热泻肺、解表除痰、益智醒脑之剂，14 剂后，终获诸证皆除，自觉心情愉快，精神转佳，学习思考已无大碍。

（十）暑病案

● **暑热案**　莫某，女性，66 岁。

[初诊]　2016 年 8 月 6 日。

主诉：乏力肢软一周。

病史：患者有高血压病史 15 年，近一周来乏力肢软，口干，便调。舌薄，质红干，乏津，脉细小。

辨治：阴液亏虚，兼有暑热；治当益气养阴，兼以清泻暑热。

处方：太子参 12 克，南沙参 9 克，北沙参 9 克，石斛 9 克，玄参 9 克，生地黄 10 克，麦冬 9 克，丹参 9 克，牡丹皮 9 克，生栀子 9 克，炒黄芩 9 克，苦参 6 克，生升麻 6 克，炒柴胡 6 克，枳壳 9 克，木香 6 克，炒黄连 3 克，石菖蒲 9 克，郁金 9 克，炒知母 9 克，炒黄柏 9 克，竹叶 9 克，生石膏（先煎）15克，绿豆衣 9 克，金银花 9 克，莲子心 3 克，灯心草 3 克。

[二诊] 2016 年 8 月 13 日。

脉细小滑，苔薄腻质红。药后症安，寐中多汗。证属气阴亏虚，治当益气养阴。

处方：太子参 9 克，炒党参 9 克，柏子仁 15 克，酸枣仁 15 克，石斛 9 克，丹参 9 克，牡丹皮 9 克，炒当归 9 克，生地黄 10 克，熟地黄 10 克，麦冬 9 克，五味子 3 克，北秫米（包煎）30 克，仙鹤草 15 克，功劳叶 9 克，黑豆衣 9 克，女贞子 9 克，墨旱莲 9 克，枸杞子 9 克，炙黄芪 9 克，玉竹 9 克，佛手花 9 克，生薏苡仁 30 克。

[三诊] 2016 年 8 月 27 日。

脉小滑，苔少质红润。药后安，易汗，乏力肢软，肢楚，治守前法。

处方：原方加竹叶 9 克，生黄芪 9 克，金雀根 15 克，玄参 9 克。

按 暑为六淫之邪，所谓暑为阳邪，其性炎热，易伤津耗气扰神，为其特有性质。暑邪侵袭肌体，使腠理开疏，汗大出，故而损伤人体津液。因此出现口干。然伤津较甚，气随津脱，故随着病情加重，可出现乏力肢软、汗出不固的气虚之证。因而暑邪易伤津耗气，导致气阴两虚的结局。所以，治疗暑热病，不仅仅要顾及阴津的亏虚，也要注意气虚的症状。故而何氏在使用沙参、石斛、地黄、麦冬等滋阴，黄芩、黄连、黄柏、栀子、石膏、竹叶、绿豆衣等清解暑热的药之后，随着病情的发展，根据气血阴阳的变化，调整用药，加当归、仙鹤草、功劳叶、黑豆衣、女贞子、墨旱莲等达到补益气血的作用。正所谓气能生津，津能载气，气血阴阳共同调和，方可阴平阳秘，条达通畅。

- **暑湿案** 沈某，男性，66 岁。

[初诊] 2016 年 8 月 13 日。

主诉：泄泻一周。

病史：患者一周前中脘受寒，食入即泻，口咽干痒，头晕，乏力，时或心悸胸闷。苔薄腻白，脉细小滑。

辨治：暑湿内蕴；治当解暑化湿止泻。

处方：生薏苡仁 30 克，藿香 9 克，佩兰 9 克，炒防风 9 克，紫苏叶 9 克，紫苏梗 9 克，荷叶 9 克，荷梗 9 克，薄荷（后下）3 克，金银花 9 克，连翘 9克，生黄芪 9 克，炒苍术 9 克，炒白术 9 克，生怀山药 9 克，扁豆衣 9 克，姜竹茹 6 克，姜半夏 6 克，葛根 6 克，炒黄芩 9 克，炒黄连 3 克，木香 9 克，陈皮 6 克，砂仁（后下）3 克，豆蔻（后下）3 克，炒党参 9 克，大枣 3 枚。7 剂。

［随访］　2 剂后，暑湿泄泻即止，后原方加减调治两周后诸症安。

按　暑多夹湿，故而暑天出现泄泻之证，应注意祛湿的重要性。宋代陈无择《三因极一病证方论》指出：“暑湿者，恶寒反热，自汗，关节尽痛，头目昏眩，手足倦怠，不自胜持，此并伤暑湿所致也。”此病初起，先外感暑邪，继而暑湿交杂，困于中焦，脾胃运化失司，则可发为泄泻。因而治疗泄泻之症，除了辨清虚实寒热，更应注意结合发病季节的特点，而非一味止泻之法。何氏选用藿香、佩兰、荷叶、荷梗等清利暑热之药，合以半夏、竹茹、山药、白术、苍术、扁豆衣、薏苡仁、砂蔻仁等健脾化湿之法，达解暑化湿止泻之效。本病乍一看以为是脾虚湿盛证的泄泻，倘若忽略发病季节的特点，则有失偏颇。故而治病求医，不仅仅需辨患者之证，更应注意天地人三才互相影响，所谓整体的思想不仅仅为五脏六腑的整体，天地与人更为一个大的整体。

- **疰夏案**　杨某，女性，26 岁。

［初诊］　2014 年 6 月 6 日。

主诉：息窒伴吞酸厌食两周余。

病史：息窒而太息则舒两周余，经水多逾期，多吞酸，夏日多厌食，苔薄，脉小弦。

辨治：暑伤气阴；治当清热祛暑，兼以益气养阴。

处方：当归 9 克，炒川芎 9 克，益母草 12 克，制香附 9 克，炒赤芍药 9 克，炒白芍药 9 克，月季花 6 克，藿香 9 克，佩兰 9 克，荷叶 9 克，生山楂 9 克，仙鹤草 9 克，功劳叶 9 克，灵芝草 9 克，景天三七 15 克，莲子心 3 克，炒知母 9 克，炒黄柏 9 克，生栀子 9 克，太子参 9 克，黑豆衣 9 克，吴茱萸 5 克，女贞子 9 克，墨旱莲 9 克。14 剂。

［二诊］　2014 年 6 月 21 日。

脉细小滑，苔净。心悸，息窒改善，中脘或有不适，纳可，多鼻塞，二便调。治守前法。

处方：原方加佛手 9 克，厚朴花 9 克，炙枇杷叶 9 克，辛夷 9 克，薏苡根 30 克。14 剂。

［三诊］　2014 年 7 月 12 日。

脉细小弦，苔薄。本次经水逾期 2 旬，息窒气短改善。治守前法。

处方：原方加月季花 3 克，生山楂 3 克。

按　疰夏是中医特有的病名，又被叫作夏痿。中医认为，疰夏是因为长期体虚者感受暑热之气所致。《丹溪心法·中暑》曰："疰夏属阴虚，元气不足，夏初春末，头疼脚软，食少体倦者是。"素体脾虚者，在气候炎热、雨湿较多的夏日，暑热下逼，地湿蒸腾，湿热相合，导致疰夏。"疰夏者，每逢春之交，日长暴暖，忽然眩晕，头疼，身倦脚软，体热食少，频欲呵欠，心烦自汗是也。"因暑热和湿邪相合，可发为暑伤气阴或暑湿困脾。临床表现可为肢软乏力、纳食减少的气阴不足之证，也可发为头晕目眩、频欲呵欠的湿困脾胃、痰蒙清窍的临床表现。因而治疗上，何氏习用藿香、佩兰、荷叶等清利暑热，知母、黄柏、栀子、莲子心等清热之药，更加仙鹤草、功劳叶、黑豆衣、女贞子、墨旱莲等补益气血之品，少佐山楂健脾消食之用。虽乍看清热与补益似乎存在矛盾，但因暑热易伤津耗气，此法却为相互顾及，且符合疾病致病特点的用药。故而暑天出现纳少欠馨，肢软乏力，一味采用补益健脾之品，而忽视疾病的根本为暑邪所致，则缘木求鱼，未必能取得好的疗效。

（十一）慢性唇炎案

● **案1**　邓某，女性，62岁。

[初诊]　2010年7月3日。

主诉：口唇红肿1个月余。

病史：患者历年每于暑令见口唇红肿，恙症10余年，本次已发月余，素喜多饮，大便素调畅，夜尿多。刻下患者口唇红肿，大便调畅，寐欠酣，苔薄，脉细小。

辨治：唇风病，肾精亏虚，肺脾不足，心肝肺脾火旺之证；治拟补肾精，益肺脾，清泻心肝肺胃之火。

处方：炒黄连6克，肉桂（后下）1克，牛膝9克，天花粉12克，苦丁茶9克，苦参9克，炒知母9克，炒黄柏9克，生石膏（先煎）30克，桑叶12克，桑白皮12克，地骨皮12克，野菊花3克，青黛末（包煎）3克，灯心草3克，合欢花9克，百合9克，淮小麦30克，太子参9克，大狼把草12克，仙茅4.5克，淫羊藿4.5克，银柴胡12克。7剂。

嘱禁食辛辣、烟酒等。

[二诊]　2010年7月10日。

脉小弦，苔薄。患者口唇红肿，舌边尖红痛，鼻尖红肿痛，便调，夜尿3次，昼尿少。治拟补益肝肾，清三焦之火，养阴生津，消肿生肌。

处方：天花粉30克，桑叶18克，炒黄连3克，炒黄芩9克，炒知母9克，炒黄柏 9 克，太子参 15 克，南沙参 30 克，北沙参 30 克，生地黄 30 克，炒牛膝 9 克，炙龟甲 9 克，白及 9 克，生石膏（先煎）30 克，制大黄 15 克，决明子 9 克，芦荟 1 克，淮小麦 30 克，紫贝齿（先煎）30 克，生黄芪 9 克，山茱萸 30 克，生升麻 6 克，麦冬 9 克，石斛 15 克，巴戟天 9 克，鹿衔草 30 克，蒲公英 30 克。7 剂。

［三诊］　2010 年 7 月 14 日。

药后口唇红肿已消退，鼻尖红肿赤已消退，舌边尖红减，口唇遇咸见痛，便调，脉小弦，苔薄。

处方：上方加生栀子 9 克，大狼把草 30 克，生怀山药 9 克。

［随访］　14 剂后无所苦，上述症状未见复发。

按　唇疮，中医又称唇风，如《外科正宗》云：唇风，阳明胃火上攻，其患下唇发痒作肿，破裂流水，不痛难愈。清代林佩琴认为"唇病因火居多"。疮生上唇，唇质皱厚色紫，多属心肺火郁，疮生下唇，唇质粗糙色乌，多系脾经蕴热，如疮生唇之四角，多是膏粱厚味沃积之邪火蕴积肠胃。该患每于暑令之时口唇红肿、生疮，暑性炎热，为夏季火热所化，为阳邪，化火上炎致口唇红肿，舌边尖痛；暑性升散，易伤津气，故素喜多饮；另外暑病还多夹湿。该患每于暑令之时口唇红肿、生疮，暑性炎热，为夏季火热所化，为阳邪，化火上炎致口唇红肿，舌边尖痛；暑性升散，易伤津气，故素喜多饮；另外暑病还多夹湿，病久则肝肺火郁，脾经蕴热。此花甲之年女性恙起经绝之年，《黄帝内经》云："女子七岁，肾气盛，齿更发长；二七而天癸至，任脉通，太冲脉盛，月事以时下，故有子……七七，任脉虚，太冲脉衰少，天癸竭，地道不通，故形坏而无子也"；本已肾精亏虚，肾水不能上承于心，以养心阴，而致心火亢于上，心肾不交，病症反复日久致肺脾气弱，此乃虚实夹杂之候。苔薄，脉细小，也为本证之佐证。治拟补肾精，益肺脾，清泻心肝肺胃之火。首方以交泰交心肾，济水火；二仙补肾精，泻肾火；太子参、牛膝补肝肾，益肺脾；灯心草、青黛末、天花粉、苦丁茶、生石膏、桑叶、桑白皮清心肝之火，清泻肺胃；地骨皮、银柴胡退虚热；苦参、野菊花、大狼把草清热燥湿；合欢花、百合、淮小麦养阴安神。患者虚损之气得益，火热之邪渐解，再诊治拟补益肝肾，清三焦之火，养阴生津，消肿生肌。方予黄连解毒汤合天花粉、桑叶、生石膏、制大黄、决明子、芦荟、知母清泻三焦之火；太子参、牛膝、炙龟甲、山茱萸、巴戟天、鹿衔草补肝肾、益肺脾；南北沙参、生地黄、麦冬、石斛清热养阴生津；白及、生黄芪、生升麻、蒲公英消肿敛疮生肌；淮小麦、紫贝齿养心安神。三诊守方加生怀山药、生栀子、大狼把草补脾、养肺、益肾、利湿，患者恙去症安。

- **案2**　蔡某，男性，31岁。

[**初诊**]　2016年12月12日。

主诉：入秋唇燥20年。

病史：入秋唇燥，至来年夏初方已，已将近20年，伴见口干，饮不解，自觉性事乏力，胃纳可，脉小弦，苔薄。

辨治：肝肾阴虚，胃阴不足；治以养阴生津，顾护胃阴之法。

处方：玉竹15克，黄精15克，丹参皮（各）9克，枸杞子15克，黑豆衣9克，墨旱莲9克，桑椹子15克，女贞子15克，山茱萸12克，巴戟天9克，桂枝3克，蜜炙黄芪9克，炒当归9克，细辛3克，红花6克，益智仁9克，麦冬9克，生熟地黄（各）10克，砂仁（后下）3克，南北沙参（各）9克，百合9克，补骨脂9克，骨碎补9克，仙鹤草15克，功劳叶9克。7剂。

[**二诊**]　2016年12月24日。

药后唇燥改善，一周未予润唇之外治法，喉痰难咯，脉细小弦，苔薄。

处方：原方加肉苁蓉9克，锁阳9克。14剂。

按　患者年方而立，入秋唇燥不适为主诉。唇燥与气候密切相关，秋天气候干燥，燥则伤阴，足证患者以阴虚为主，方中用玉竹、黄精滋阴清热，丹参、牡丹皮、枸杞子滋养肝阴；墨旱莲、女贞子、山茱萸、巴戟天、补骨脂、骨碎补、熟地黄、益智仁补益肾精，填精益髓；桑椹子敛阴生津。人体精液的输布主要依赖脾气转输布散精液、肺气宣降以行水、肾气蒸腾气化水液，肝气疏泄促水行。患者唇燥一是因为精液的生成不足，二是因为精液的输送不利。脾与胃相表里，开窍于口。唇红润，饱满，无干裂，则脾运正常，反之，唇干、暗，有溃疡则提示脾脏运化能力减弱。因此在治疗时，以健脾护胃为用。方中用麦冬、生熟地黄、砂仁、南北沙参顾护胃阴，同时加用仙鹤草、功劳叶补虚却劳。

（十二）甲状腺功能减退案

- **案**　侯某，女性，35岁。

[**初诊**]　2013年7月11日。

主诉：神疲乏力2年余。

病史：患者2年前自觉神疲乏力，即至外院就诊，确诊为甲状腺功能减退，予服"甲状腺素片"，神疲乏力仍时反复，平素易焦虑急躁，纳可，便调，寐安。血压130/80 mmHg，舌红，苔薄白，脉细小。外院5月查甲状腺功能，三碘甲腺原氨酸（T$_3$）2.5 nmol/L，甲状腺素（T$_4$）86.2 nmol/L。

辨治：气阴亏虚，肝肾不足；治拟益气养阴，滋补肝肾之法。

处方：仙鹤草 15 克，功劳叶 10 克，黑豆衣 15 克，女贞子 15 克，墨旱莲 10 克，益智仁 6 克，山茱萸 9 克，巴戟天 12 克，补骨脂 9 克，炒党参 9 克，炒白芍药 9 克，炒白术 9 克，生地黄 9 克，熟地黄 9 克，炒柴胡 6 克，制香附 9 克，炒当归 9 克，灵芝草 9 克，景天三七 15 克，大狼把草 15 克，菟丝子 9 克，炙黄芪 9 克，藿香 6 克，佩兰 6 克，白豆蔻（后下）3 克。7 剂。

[二诊]　2013 年 7 月 18 日。

脉细小滑，苔薄。药后神疲好转，仍易烦躁，善忘。治守前法。

处方：原方加竹茹 6 克，生栀子 9 克，大豆卷 15 克，柏子仁 9 克，酸枣仁 9 克，百合 9 克，炒知母 9 克。14 剂。

[三诊]　2013 年 8 月 1 日。

脉细小滑，苔薄。药后神疲乏力未作，经行量减，性欲稍减。治守前法，佐以清虚热之法。

处方：仙鹤草 15 克，炒当归 15 克，生地黄 15 克，熟地黄 15 克，山茱萸 15 克，巴戟天 15 克，补骨脂 9 克，炒党参 12 克，炒苍术 10 克，炒白术 10 克，炙黄芪 15 克，桑椹子 15 克，黑豆衣 15 克，女贞子 12 克，墨旱莲 12 克，益母草 10 克，制香附 10 克，柴胡 10 克，广郁金 9 克，八月札 9 克，合欢皮 9 克，夜交藤 30 克，豨莶草 15 克，白鲜皮 15 克，平地木 10 克，野菊花 3 克，炒川芎 9 克，羌活 9 克，藁本 9 克，景天三七 15 克，灵芝草 10 克，砂仁（后下）3 克，乌药 9 克，小茴香 6 克，仙茅 10 克，淫羊藿 15 克，紫石英 12 克。14 剂。

按　《医门棒喝》云："治虚损者，先辨阴阳，次分上下。"患者素体气阴不足，则神疲乏力，脉细小；肝肾阴虚，则易烦躁，经量少，故治予益气养阴、滋补肝肾之剂。首诊中予益气养阴，补益肝肾，芳香助运。二诊患者仍有烦躁、善忘，予养心安神解郁之品。三诊患者经量少，性欲减，故予加重补肾之品，同时佐以清虚热。

何氏点评　甲状腺功能减退一般以温补之法，但本例不然，其症多以虚烦为主诉，故治以益气养阴、调补肝肾之法，二至、百合知母、百合地黄、栀豉、养心汤诸法相合。

（十三）原发性高脂血症案

● **案 1**　武某，女性，67 岁。

[初诊]　2009 年 10 月 27 日。

主诉：发现血脂偏高 2 年余，伴头晕、乏力。

病史：患者 2 个月前体检发现血脂偏高，三酰甘油 8.35 mmol/L，胆固醇 6.29 mmol/L，头晕乏力，但无房旋，呕恶，舌麻，吐字欠清晰，查头颅 CT 示"左基底节区腔梗，脑萎缩"。因顾虑降血脂西药对肝功能有影响，故转投中药汤剂治疗，时有头晕头重，如履棉絮，朝起神疲倦怠，善饥，吞酸，口渴欲饮，尿频多，大便调，夜寐安。有高血压病史 3 年，血压最高达 180/110 mmHg，平素服用"氨氯地平（玄宁）"降压，血压基本控制在正常水平。舌红，苔净，脉小弦滑。血压 135/80 mmHg，心率 70 次/分，律齐，双下肢不肿。三酰甘油 8.35 mmol/L，胆固醇 6.29 mmol/L，空腹血糖 7.3 mmol/L。

辨治：肾精亏虚，气血不足之证；治拟补肾滋阴，养血安神。

处方：枸杞子 15 克，制何首乌 12 克，炙鳖甲 9 克，炙龟甲 9 克，玉米须 30 克，玉竹 15 克，生地黄 30 克，麦冬 9 克，五味子 3 克，合欢花 9 克，灯心草 3 克，玄参 9 克，佛手 9 克，桃仁 9 克，红花 6 克，生白果 9 克，苦参 9 克，炒知柏（各）9 克，淮小麦 30 克，百合 9 克，丹参皮（各）9 克，黑豆衣 9 克，仙鹤草 9 克，水蛭 3 克，朱茯神 30 克，煅瓦楞子 30 克。7 剂。

[二诊]　2009 年 11 月 3 日。

脉小，舌红，音哑。口齿较前清，头晕未减，步履不稳，易饥，但纳谷乏味。

处方：原方加山豆根 3 克，蝉蜕 9 克，射干 5 克，白僵蚕 9 克，地龙 9 克，南沙参 9 克，石斛 9 克。

[随访]　患者药后病情基本稳定，嘱患者继续口服中药治疗，劳逸结合，保持心情舒畅。

按　大多数学者认为高脂血症属中医"痰浊"范畴。脾失健运，水谷不能化生精微，滋养机体，反而停聚变生痰浊，造成血脂升高，正如《临证指南医案》中所说："痰本饮食湿浊所化。"因此采用健脾化湿泄浊法治疗高脂血症，在临床中颇为常用。

然而肾为先天之本，藏精，主水，何氏认为，若肾虚不能藏精、主水，则精可化浊，水聚成痰，亦可造成高脂血症。《灵枢·海论》认为："脑为髓海"，并指出"髓海不足，则脑转耳鸣"。患者年老肾亏，精虚髓减，因精血同源，故以枸杞子、制何首乌益肾养血。阴虚，阴不制阳，则易阳亢，法当平衡阴阳，由于患者临床表现有舌红、口干欲饮等阴虚火旺之象，故方中以玉竹、生地黄、麦冬、五味子、灯心草、炒知母、炒黄柏滋阴清热，并辅以炙鳖甲、炙龟甲滋阴潜阳。方中桃仁、红花、水蛭、丹参、苦参、生白果活血化瘀,利湿泄浊。方药标本兼顾,扶正祛邪。

复诊时,患者出现喑哑之象,故于原方基础上加用山豆根、蝉蜕、射干以利咽;同时考虑患者中风后遗留口齿不清、步履不稳等后遗症,方中添加僵蚕、地龙等虫类药物搜剔通络;南沙参、石斛养阴生津,针对患者阴虚为本所设。

方中制何首乌加朱砂拌茯神,何氏认为不可长期服用,因朱砂过量,或长期内服可有导致肝肾功能损害之虞。因此,何氏在临证选用制何首乌、朱茯神、朱麦冬、朱灯心草等中药时,多采用间断服用的方法,防止其毒性,避免肝肾损害。

● **案2** 顾某,女性,61岁。

[**初诊**] 2011年2月24日。

主诉:发现血脂偏高2月余。

病史:患者2个月前体检,血三酰甘油6.09 mmol/L,血糖正常。子夜后胸痛,午餐后亦痛,外院心电图示"心肌缺血"。口不渴,无多饮,食冷则中脘不适、痞满,无吞酸、嗳气,偶或耳鸣,便调,寐欠酣。有慢性浅表性胃炎病史多年。经绝5年余。血压135/75 mmHg,苔薄,脉细小弦。

辨治:痰浊内阻,中气不振,肝肾不足;治拟化湿健脾,补益肝肾之法。

处方:玉米须15克,茶树根15克,丹参皮(各)9克,炒赤白芍(各)9克,炒苍白术(各)9克,巴戟天9克,山茱萸9克,玉竹9克,益智仁9克,补骨脂9克,生地黄15克,熟地黄9克,砂仁(后下)3克,白芥子9克,黑豆衣9克,墨旱莲9克,女贞子9克,炙瓜蒌皮9克,薤白头9克,菟丝子9克,金狗脊12克,枸杞子9克,决明子9克,泽泻9克,杭菊花6克,茯苓9克。14剂。

[**二诊**] 2011年3月1日。

脉弦小,苔薄。胸痛,不寐易醒,指麻,脘安。心率76次/分,律齐。

处方:合欢皮9克,淮小麦30克,茯神9克,柏枣仁(各)9克,朱远志3克,朱连翘9克,龙须草9克,仙茅6克,淫羊藿6克,生熟地黄(各)9克,砂仁(后下)3克,葛根9克,炒当归9克,姜黄6克,威灵仙6克,伸筋草9克,桑椹子9克,炙黄芪9克,炒党参9克,炒白术芍(各)9克。14剂。

[**三诊**] 2011年3月25日。

脉弦滑,苔薄,药后症见改善,胸痛减而未已。寐短,上午中脘隐痛,稍有耳鸣。

处方：原方加茯苓9克，枸杞子9克，杭菊花9克，辛夷9克；远志、连翘去朱砂拌。

[**四诊**]　2011年4月7日。

脉弦滑，苔薄。胸痛减而未已，清晨见中脘痛，纳可，多耳鸣。

处方：原方去辛夷、连翘、远志、姜黄、龙须草、茯神；加老君须9克，蝉蜕9克，夜交藤9克，薏苡根15克。14剂。

[**随访**]　药后胸痛未作，但入秋后胸痛又起，再次门诊就诊。

按　高脂血症，中医临床常见于胸痹、中风、头痛眩晕、消渴、血瘀、痰湿等病证范畴，其病机主要与脾、胃功能失调有关，而与肝、胆、肾密切相关，由脾失运化气机失常引起湿、浊、痰、瘀而导致一系列症状。该患者中医诊断当属于胸痹范畴，何氏选用玉米须、玉竹利水养阴，泄浊化瘀，降低胆固醇含量。药取益智仁、补骨脂、墨旱莲、女贞子、菟丝子、金狗脊等补益肝肾，取泽泻、茯苓、苍术、白术化湿健脾，佐以瓜蒌、薤白温通心脉，取得疗效。

五、　皮肤病脉证并治

（一）荨麻疹案

● **案**　蒋某，女性，31岁。

[**初诊**]　2015年2月5日。

主诉：入暮身发红疹半个月。

病史：患者半个月来入暮即身发片状红疹，时伴瘙痒，2~3小时后自隐，未予治疗。经水紊乱数月，素多操劳，或有口渴，纳可，便调，夜寐欠安。否认既往内科慢性病史，查体无特殊。脉细小弦，苔薄。

辨治：阴虚生热；治拟养阴清热。

处方：淮小麦30克，酸枣仁12克，柏子仁12克，茯神15克，丹参9克，牡丹皮9克，百合15克，生地黄12克，熟地黄12克，太子参15克，炒赤芍药9克，炒白芍药9克，炒白术9克，炒怀山药9克，浙贝母9克，炒防风9克，炒柴胡9克，橘叶15克，橘核15克，橘络6克，广郁金9克，益母草9克，制香附9克，野菊花6克，桑白皮12克，地骨皮12克，生甘草3克，大枣 9 克。7 剂。

[二诊]　2015 年 2 月 12 日。

脉细小，舌红苔薄。药后红疹减少，治守前法。

处方：野菊花 9 克，土茯苓 30 克，炒防风 9 克，金银花 9 克，连翘 9 克，炒赤芍药 9 克，仙鹤草 15 克，大狼把草 15 克，北沙参 12 克，南沙参 12 克，乌梅 9 克，生甘草 6 克，牡丹皮 9 克，水牛角片 10 克，山羊角 15 克，生地黄 30 克，怀牛膝 9 克，绿豆衣 9 克，山茱萸 12 克，百合 15 克，太子参 15 克。14 剂。

[三诊]　2015 年 2 月 26 日。

脉细弦小滑，苔薄中微腻。药后症减，唯郁怒之后见风疹作痒且刺痛，药后大便日数行，纳可，寐艰。

处方：生薏苡仁 30 克，八月札 9 克，玫瑰花 6 克，厚朴花 9 克，佛手 9 克，炒防风 9 克，制香附 12 克，紫苏梗 9 克，扁豆衣 9 克，生黄芪 9 克，炙黄芪 9 克，仙鹤草 9 克，桑螵蛸 12 克，蚕茧壳 9 克，淮小麦 30 克，大枣 9 克，蝉蜕 9 克，野菊花 9 克，绿豆衣 9 克，炒柴胡 9 克，金银花 9 克，炒知母 6 克，炒黄柏 6 克，月季花 3 克，炒荆芥 9 克，炒怀山药 9 克，乌药 9 克，益智仁 9 克。14 剂。

[随访]　14 剂后疹隐症安，后经半年调治，经水转调。

按　《圣济总录》云："风瘙瘾疹，其状有二，皆缘肌中有热。"该患者即为阴血不足，日久化为风热而致病，故予养阴清热之剂。方中牡丹皮、生地黄、炒赤芍药、炒白芍药、野菊花、桑白皮、地骨皮清热养阴；太子参、炒白术、炒怀山药、熟地黄、淮小麦、酸枣仁、柏子仁、茯神、百合、大枣、生甘草补虚安神；广郁金、制香附、炒柴胡、橘叶、橘核、橘络、浙贝母、炒防风、丹参、益母草理气活血。二诊患者症减，考虑舌红为内热较盛，故予北沙参、南沙参、乌梅、百合、野菊花、金银花、连翘、炒赤芍药、牡丹皮、绿豆衣、水牛角片、山羊角、生地黄养阴清热；仙鹤草、大狼把草、生甘草、怀牛膝、山茱萸、太子参、炒防风、土茯苓补虚祛湿。三诊患者诉疹出发于郁怒，故在养阴清热的基础上重投疏肝清热之品。

何氏点评　荨麻疹虽多虑有过敏，总与体质虚弱关联，其中阴虚有热，热在血分，或又虑其风热郁火相煽等等，非一病一因可解，故养心安神，凉血清热，清肺祛风，调肝理气，清解药（热）毒，兼从化痰调经散瘀众法合于一方，是为本意。

（二）药物疹案

● **案** 金某，女性，86岁。

[**初诊**] 2006年3月24日。

主诉：周身皮肤瘙痒、皮疹、红肿2日。

病史：患者近2日因感风寒之后见微有恶风畏寒、发热、咳嗽，自服抗生素及退热药（具体药名不详），致周身皮肤瘙痒、皮疹、红肿，查体温38.3℃，心率96次/分，律齐，双肺听诊未闻及干湿性啰音，胸片未提示异常改变。有"痛风"病史仅3个月余，指（趾）红肿痛，并有期前收缩、慢性支气管炎病史。刻下，面红肿光亮无皱纹，双眼仅露一缝，手足、下肢均肿胀、按之凹陷，恶心欲吐，不欲食，发热，不恶寒，偶有咳嗽、痰少，大便一日未行，小便黄。舌红，苔中黄，脉细数。

辨治：风毒肿，药毒、时邪合而为患；治拟疏风祛湿，清解药毒。

处方：丹参15克，牡丹皮15克，赤芍药15克，白芍药15克，羌活9克，独活9克，知母9克，黄柏9克，蒲公英30克，鸭跖草30克，薏苡仁30克，生地黄30克，生栀子12克，茵陈12克，南北沙参（各）12克，炒黄连3克，炒黄芩10克，炒柴胡10克，杏仁10克，象贝母10克，炙瓜蒌皮10克，苦参5克，野菊花5克，生甘草5克，大枣7个。3剂。

嘱禁食辛辣、酒精等。

[**二诊**] 2006年3月27日。

舌红，苔中微黄，脉细弦小。药后皮肤仍红，但肌肤肿胀、身热已退，面部及手部皱纹已显露，且有蜕皮，微咳、口稍干，纳仍欠馨，大便已畅行。症有改善，依前法减疏风、祛湿之品，佐以益气、养阴扶正。

处方：原方去羌活、独活、炒柴胡、杏仁、薏苡仁、象贝母、炙瓜蒌皮、茵陈、白芍药等；加竹叶9克，生石膏（先煎）18克，地骨皮15克，紫草10克，羚羊角粉（分吞）0.6克，太子参30克，生黄芪12克。4剂。

[**三诊**] 2006年3月31日。

苔薄、舌润边有瘀点，脉细弦数。药后周身肌肤红肿尽退，但足背肿、左示指端节疼痛，咳嗽、痰白、易咯，午后身热不扬、朝起热退，热毒大部已清，稍有余邪，但已伤气阴，且兼瘀。故治以益气养阴扶正为主，兼以清肺退虚热。

处方：桃仁10克，杏仁10克，丹参10克，牡丹皮10克，生黄芪10克，鱼腥草10克，生地黄18克，赤芍药12克，白芍药12克，桑白皮12克，地骨皮 12 克，虎杖 12 克，太子参 30 克，黄连 1.5 克，黄芩 9 克，生栀子 9 克，象贝母 9 克，仙鹤草 9 克，银柴胡 3 克，生甘草 3 克，炙瓜蒌皮 5 克，竹茹 6 克，佛手 6 克，大枣 7 枚。4 剂。

[**四诊**]　2006 年 4 月 4 日。

苔薄舌边瘀，脉细弦。药后仅余左足踝外侧红肿痛，余症安。仍以养阴兼以清解化裁。

处方：玉竹 12 克，黄精 12 克，黄芩 15 克，鱼腥草 15 克，炒苍术 15 克，炒白术 15 克，丹参 15 克，牡丹皮 15 克，虎杖 18 克，牛膝 30 克，生地黄 30 克，地骨皮 30 克，银柴胡 30 克，秦艽 10 克，青蒿 10 克，连翘 10 克，生石膏（先煎）24 克，野菊花 6 克，竹叶 5 克。4 剂。

[**五诊**]　2006 年 4 月 8 日。

因再次服用他药（不明），引发四肢药物性皮疹，未治疗，刻下双下肢足胫红肿，皮疹有滋水渗出，且痒，发热、无恶寒，纳便调，舌光苔少有瘀，脉细。再以清热解毒、渗湿养阴之法调治。

处方：生地黄 15 克，玄参 15 克，赤芍药 15 克，猪苓 15 克，茯苓 15 克，车前子（包煎）15 克，百合 15 克，紫草 6 克，野菊花 6 克，黄芩 6 克，生栀子 6 克，鸭跖草 10 克，金银花 10 克，连翘 10 克，地丁草 12 克，知母 9 克，黄柏 9 克，草河车 9 克，虎杖 9 克，麦冬 9 克，苦参 3 克，黄连 3 克。3 剂。

[**六诊**]　2006 年 4 月 11 日。

上方服后身热、肤痒、下肢红肿尽退，药疹、痛风诸症皆安，苔薄，舌净。

处方：原加赤芍药 3 克、牡丹皮 9 克，再予 7 剂。

[**随访**]　后再以益气养阴兼以活血轻清之品调治 7 剂而痊愈。

按　药物过敏引起的药物性皮炎中医称之为"中药毒""风毒肿""赤白游风"等，《医宗金鉴·外科心法要诀》谓："赤白游风如粟形，浮肿热痒兼疼，表虚风袭怫郁久，血赤气白热化成。"病多为卫气不足，加之风湿热邪毒内侵，郁不得泄，发于腠理而成；或兼素体失调，以致药后正虚邪恋，郁而化热，煎津成痰，阻滞气血，热毒痰瘀内蕴，发于肌肤而成，其邪以风、热、湿、瘀、虚为主。痛风属中医之痹证，张景岳曰："痹者，闭也，以血气为邪所闭，不得通行而病也。"其邪可为风寒湿热侵袭，或饮食不当、正虚劳倦，或日久反复发作，湿浊、痰瘀阻滞关节经络而致病。患者年事已高，罹患多疾，平素有痛风，正虚劳倦，湿浊、痰瘀阻滞，此次新感兼因药石不慎，引致过敏药疹，时邪兼夹药毒，热壅、湿阻、血瘀故见发热、咳嗽，周身皮肤红肿，面部肢体肿胀，恶心欲吐，不欲食，小便黄。合以"痛风"旧疾，故病较重笃。初病时邪兼夹药毒，热壅、湿阻、血瘀，邪盛正尚可，故治急以祛邪为主，以栀子、黄连、黄芩、知母、黄柏、苦参、茵陈、蒲公英、野菊花等清热燥湿解毒，丹参、牡丹皮、赤芍药、白芍药、生地黄、沙参等凉血活血，羌活、独活、柴胡、鸭跖草、桑叶、桑白皮、杏仁、薏苡仁、象贝母、瓜蒌皮等疏风宣肺，尤肺主一身之表，又主一身之气化，宣开肺气有助于表通、湿化。继之邪虽衰仍有邪恋伤正之虞，况药毒解后痛风之症突显，故治疗转以竹叶石膏汤之意，清解湿热余毒兼以益气养阴、退热，佐以活血祛湿，后虽病有反复，始终紧扣病机，扶正祛邪，兼顾气血而效。

六、 妇科病脉证并治

（一）月经病案

● **案1** 蒋某，女性，39 岁。

[**初诊**] 2017 年 7 月 6 日。

主诉：经水不应 6 个月余。

病史：抑郁症史 3 年，在服抗抑郁药，神疲乏力，脉细小弦，苔薄，经水不调，已半年余未应，吞酸脘嘈。

辨治：闭经，抑郁症；忧愁思绪，久伤心脾，阴虚火旺，肝郁不疏，郁火犯胃；治拟养心益脾清虚火安神，清肝和胃，疏肝理气，清热除烦。

处方：淮小麦 30 克，炙甘草 3 克，大枣 9 克，百合 9 克，炒知柏（各）6 克，炒黄连 3 克，吴茱萸 6 克，生栀子 9 克，豆卷 9 克，生熟地黄（各）9 克，炒柴胡 6 克，枳壳 9 克，灯心草 3 克，茯神 9 克，炒酸枣仁 9 克，石见穿 15 克，玫瑰花 6 克。7 剂。

[**二诊**] 2017 年 7 月 13 日。

脉小，苔薄。药后经水应，经临 4 日，将净，大便 4 日未行，脘腹不舒，神疲乏力，吞酸已少。

处方：原方加黑豆衣 9 克，桑椹子 15 克，女贞子 9 克，墨旱莲 9 克，制香附 9 克，益母草 9 克，月季花 9 克，八月札 12 克，生山楂 15 克，佛手花 9 克，厚朴花 9 克，香橼皮 9 克。7 剂。

[**随访**] 患者服药 3 剂后经净，继续调理治疗。

按　月经是冲任二脉的通盛、肾气的盛旺、脾气的运化、肝气的疏泄共同作用于胞宫，使之气血充盈，月事以时下，完成阴阳、藏泄的转化功能。闭经是女子年逾18周岁未初潮或曾有正常月经又停闭6个月以上者。月经不以时而下之病因常分虚、实两端。虚者多因肝肾不足，气血虚弱，精血两亏，血海空虚无余可下；实者多因气滞血瘀，痰湿阻滞，寒凝血瘀，冲任不理，经血不得下行而致。治疗通常以调和气血，补益肝肾，清热养阴，理气活血，化瘀豁痰，温经散寒等为先。而本患平素多抑郁，忧愁思绪，积久伤心，劳倦伤脾，心脾受伤，化源不足，久则脏阴亏虚，阴虚火扰，肝郁不疏，郁火犯胃，脾胃亏虚，化源亏乏，血无以生，冲任不盈，血海不满则经闭。故治予甘麦大枣合百合地黄汤加减养心益脾清虚火安神，左金、柴胡疏肝、栀子汤加减清肝和胃，疏肝理气，清热除烦，患者药后经水应。二诊治守原法，酌情加入补益肝肾、理气活血调经之品，患者药后经净，继续调理。本例何氏治疗闭经紧扣病机和辨证，从治"心"出发，治病先治"心"，取得良好效果。

● **案2**　关某，女性，31岁。

[**初诊**]　2010年7月10日。

主诉：经水衍期4日未应。

病史：患者一周来因工作、考试，精神紧张，经期延期4日，既往经期准，量可色正，无痛经史 [13，（4~5）/28]，0-0-2-0，此次自测排除怀孕可能，少寐，膝冷痛，颜面"青春痘"多发，以口唇周围为甚，纳少，便调。舌体淡红，边红，苔薄，脉小。受寒后膝冷痛史已半年。

辨治：肝郁气滞，冲任不调；治拟疏肝解郁，养血调血之法。

处方：益母草9克，制香附9克，炒柴胡9克，枳壳9克，杜仲15克，炒当归9克，生熟地黄（各）9克，炒赤白芍药（各）9克，青皮9克，合欢皮9克，牛膝9克，虎杖9克，郁金9克，炒怀山药9克，石斛9克，桑白皮9克，地骨皮9克。7剂。

[**二诊**]　2010年7月17日。

苔薄，舌尖红，脉小。药服2剂后，经临6日今净，量少，色正，无痛经。但3日前感冒，流涕为清水，伴咳嗽咳痰，刻下咽痛。故今予疏风解表之剂，酌加养血调血，巩固疗效。

[**随访**]　诸症改善。

按　患者此次发病有考试学习、工作紧张原因，多思则气结，若肝主疏泄、调畅气机、促进月经排泄等功能失常，则可致月经延期。气郁化火，循经上扰，颜面气血瘀滞，可发为"青春痘"；气郁不畅，不能达于四肢末，则诱发膝冷痛宿疾。刘完素在《素问病机气宜保命集·妇人胎产论》中指出："妇人童幼天癸未行之间，皆属少阴；天癸既行，皆从厥阴论之；天癸已绝，乃属太阴经也。"明确指出的是青春期疾病责之于肾，而育龄期当从肝入手，至围绝经期应从脾着眼。本例立足肝脏，兼治脾肾，方中益母草、制香附是何氏治疗妇科疾病的常用药对，制香附疏肝解郁，调经止痛，为"气中之血药"，又有"气病之总司，女科之主帅"的美誉，益母草理气解郁，活血调经，两药共为君药。辅以四物汤（生地黄、当归、赤芍药）养血调血，白芍药敛肝阴。柴胡、枳壳、郁金、青皮行气解郁，畅达气机，其中柴胡疏肝解郁而升清，枳壳、青皮破气消积而降浊。合炒怀山药益气健脾，合欢皮有解郁和血、宁血消痈肿。杜仲、牛膝、虎杖壮腰健肾，活血止痛；其中，杜仲辛温强筋骨，虎杖微苦寒止痹痛，牛膝有引热、引药下行功效。石斛益胃生津、滋阴清热；又肺主皮毛，故以桑白皮、地骨皮泻肺热。组方严谨，药证合度。

（二）妊娠高血压案

● 案　袁某，女性，33 岁。

[**初诊**]　2011 年 2 月 24 日。

主诉：妊娠 8 个月，血压升高 4 个月。

病史：患者怀孕 8 个月，近 4 个月来发现血压升高，外院诊为"妊娠高血压"，经低盐饮食控制后，口服拉贝洛尔治疗 2 周，症状无改善，遂停药求诊。刻下血压 150/95 mmHg。诉面肢肿，吞酸，血压波动于（130～140）／（90～100）mmHg，脉小滑，苔薄，根微腻白。

辨治：子肿，脾肾亏虚，水湿内停；治拟补肾健脾化湿，清热养血平肝。

处方：炒白术 9 克，炒白芍药 9 克，淮小麦 30 克，杜仲 30 克，桑寄生 30 克，紫苏梗 9 克，炒怀山药 12 克，陈皮 6 克，炒苍术 9 克，厚朴 5 克，桑叶 9 克，桑白皮 9 克，地骨皮 12 克，枸杞子 9 克，菊花 9 克，潼蒺藜 9 克，白蒺藜 9 克，天麻 15 克，玉米须 30 克，防风 9 克，防己 9 克，茯神 9 克，泽泻 9 克，砂仁（后下）3 克，炒黄连 3 克，炒黄芩 9 克，生栀子 9 克，炒知母 9 克，炒黄柏 9 克，大枣 9 克，羚羊角粉（分吞）0.6 克。7 剂。

嘱饮食少盐，避免劳累及外感。

[**二诊**]　2011 年 3 月 3 日。

脉小滑，苔薄。患者药后面肢肿改善，日前自测血压 130/80 mmHg，带下中夹少量血丝。

处方：原方去防风己、泽泻、生栀子、桑白皮，加脱力草 9 克，墨旱莲 9 克，藕节炭 9 克，赤小豆 30 克。14 剂。

［三诊］　2011 年 3 月 17 日。

脉小，苔薄。血压 130/90 mmHg。稍有感冒流涕，肢楚多梦，自测血压（130~140）／（88~92）mmHg。

处方：原方加防风 9 克，炒党参 9 克，炙黄芪 9 克。14 剂。

［随访］　药后一周顺产一子，母子平安。上述症状未见复发。

按　妊娠高血压是妊娠期特有的疾病，即高血压可存在于孕前（1%~5%），而且可持续于整个孕程，或发生于血压正常的妇女，其怀孕时有 4%~7% 会发生高血压，是对怀孕 20 周后出现的新发非蛋白尿性高血压的临时诊断，多数病例最终诊为先兆子痫或慢性高血压。

先兆子痫是怀孕 20 周后新发蛋白尿性高血压的发展，严重的先兆子痫引起的妊娠结局是早产，严重影响母婴健康，威胁母婴生命安全，是孕产妇和围产儿发病、致残甚至死亡的主要原因。目前西医治疗主要有解痉、降压、镇静、合理扩容、利尿、适时终止妊娠等措施。

中医学中没有妊娠高血压病名，根据临床表现可归属于"子肿""子气""子晕""子痫"范畴。何氏认为妊娠高血压主要病因病机为肾元亏虚，痰瘀内阻。妊娠妇女孕育胎儿耗损真元，影响气机，血行无力滞而为瘀，脾土失运，水湿不得输布，聚而为痰故而发病。

如真阴亏耗、阴不制阳、肝阳上亢、肝风内动可致抽搐，则为子痫。若阴损及阳则为重证，可危及生命。《素问·至真要大论》："诸湿肿满，皆属于脾。"《医宗金鉴》云："头面遍身浮肿，小水短少者，属水气为病，故名曰子肿。自膝至足肿，小水长者，属湿气为病，故名子气。遍身俱肿，腹胀而喘，在六七个月时者，名曰子满。但两脚肿而肤厚者，属湿，名曰皱脚；皮薄者属水，名曰脆脚。大凡水之为病多喘促，气之为病多胀满，喘促属肺，胀满属脾也。"高鼓峰《四明心法·吞酸》说："凡为吞酸尽属肝木，曲直作酸也。"妊娠后母体月经停止来潮，脏腑、经络的阴血下注冲任，以养胎元。因此妊娠期间整个机体出现"血感不足，气易偏盛"的特点。一则阴血下注冲任以养胎，阴血聚于下，阳气浮于上，甚者气机逆乱，阳气偏亢；二则胎体渐长，致使气机升降失调，形成气滞湿郁，痰湿内停；三则胞脉系于肾，肾主藏精而关乎生殖，因此肾气亏损，胎元不固；四则脾胃为气血生化之源，而胎赖血养，若脾虚血少，胎失所养。故傅青主云："妊娠一门总以补气、养血、安胎为主，则万病自除矣。"正如《沈氏女科辑要正》云："妊身发肿，良由真阴凝聚，以养胎气，肾家阳气不能敷布，则水道泛溢莫制。治当展布肾气，庶几水道故行，小便利而肿胀可消。"《女科指掌》云："脾生肌肉，土气安和，则能制水，水自传化，无有停积。若脾胃气虚，经血壅闭，则水积不化，湿气泛溢，外攻形体，内注胞胎，妊娠肿满，儿未成实，必伤胎气，若临月而肿，利小便自愈。"而妊娠病积聚邪实，有时非用一些峻烈之品才能去其邪，邪去才能安其胎，这些峻烈之品，虽用之而不会妨碍母体胎儿，但必须掌握尺度，不可太过。《素问·六元正纪大论》中记述："黄帝问曰：妇人重身，毒之奈何？岐伯曰：有故无殒，故无殒也……大积大聚，其可犯也，衰其大半而止，过者死。"

据此，何氏用药也遵循这一原则，患者重身八月，脾肾不足，水湿内停则面肢肿，肾精不足，水不涵木，所谓"凡为吞酸尽属肝木，曲直作酸也"，故见吞酸。苔薄，根微腻白，也为本证之候。方中用杜仲、桑寄生、山药、大枣、淮小麦、茯神补肾健脾，厚朴、陈皮、砂仁、苍白术、防风己、泽泻、玉米须理气燥湿，桑叶、菊花、桑白皮、地骨皮、潼白蒺藜、枸杞子平肝养血，黄芩、黄连、栀子、知母、黄柏清热滋阴泻火，天麻、羚羊角粉镇肝息风。一诊后患者水湿渐运，脾肾之气未盛，秉承"衰其大半而止"原则，遂二诊去泽泻等，酌加脱力草、墨旱莲、藕节炭、赤小豆以止血补虚。三诊加黄芪、党参、防风补气健脾。综观全方，诸药相合具有补肾健脾、化湿利水、清热滋阴、养血平肝之功，从而获得较好的临床疗效。

（三）妊娠呕吐案

● **案** 陈某，女性，33 岁。

[初诊] 2016 年 8 月 2 日。

主诉：妊娠呕吐 1 个月。

病史：患者心肌炎史 3 年，末次月经 6 月 21 日，妊娠反应，呕吐不适，乏力肢软。舌薄微腻，舌前苔少，脉细小滑，有歇止之象。

辨治：脾肾不足，湿热内蕴；治当补益脾肾，清热化湿。

处方：姜半夏 9 克，紫苏梗 6 克，姜竹茹 9 克，炒黄连 3 克，佛手花 6 克，茯苓 9 克，炒黄芩 6 克，太子参 9 克，炒苍术 9 克，炒白术 9 克，杜仲 9 克，桑寄生 9 克，谷芽 9 克，厚朴花 3 克，炒怀山药 9 克，淮小麦 30 克，柏子仁 6 克，莲子心 3 克，莲子 9 克，金银花 6 克，大枣 6 克。14 剂。

[二诊] 2016 年 8 月 16 日。

脉细小，苔薄。药后诉呕吐之象改善，治守前法。

处方：原方加薏苡仁 15 克，藿香 6 克，佩兰 6 克，荷叶 6 克，砂仁（后下）3 克。14 剂。

[三诊]　2016 年 8 月 30 日。

脉小滑，苔薄。心中尚安，呕吐之象改善，治守前法。

处方：党参 9 克，炒苍术 9 克，炒白术 9 克，炒怀山药 9 克，砂仁（后下）3 克，淮小麦 30 克，谷芽 9 克，佛手 6 克，陈皮 6 克，紫苏梗 6 克，生黄芪 9 克，大枣 9 克，莲子 9 克，黑豆衣 9 克，桑椹子 9 克，姜竹茹 6 克。14 剂。

按　《女科经纶·胎前证》云："恶阻者，妇人有孕，恶心阻其饮食是也。"妊娠恶阻的病机为冲气上逆，胃失和降。孕后经血不泄，血聚冲任养胎，冲脉气盛，冲气上逆犯胃，而致恶心呕吐。正如《景岳全书》曰："凡恶阻多由脾虚气滞，然亦有素本不虚，而忽受妊娠，则冲任上壅，气不下行，故致呕逆等证。"因而本病治疗大法为健脾和中、降逆止呕。半夏由于降逆止呕作用较强，因此是被后人用来治疗妊娠呕吐的常选药物，配合紫苏梗、竹茹、黄芩安胎止呕。佐以茯苓、白术、山药、太子参等健脾化湿，桑寄生、杜仲等补肾安胎之效。二诊症情较前改善，且正值暑日，故加用藿香、佩兰等清暑化湿之品，既迎合了就诊季节的特点，又符合妊娠恶阻脾虚湿盛的特点。三诊则续以之前健脾补肾化湿之法，巩固其效。故治疗妊娠恶阻，可从脾、肾着手，更需考虑怀孕当季的特点，从患者证候入手，可遵循古法，但亦不可拘泥。

（四）产后心病案

● **案**　张某，女性，29 岁。

[**初诊**]　2012 年 10 月 11 日。

主诉：反复胸脘痛 5 年伴神疲乏力。

病史：缩窄性心包炎 5 年，始于产后发热，间见胸腹水，经治后好转。近年来胸脘时痛，神疲乏力，夜寐欠酣，经行期准量少，纳可，二便调顺。脉细小弦，苔薄腻。

辨治：心痛病，气阴不足，湿浊阻滞；治拟益气养阴，理气化湿。

处方：百部 12 克，川贝母 5 克，炒山药 15 克，炒白芍药 9 克，炒白术 9 克，炒黄连 3 克，瓜蒌皮 9 克，茯苓 9 克，白果肉 12 克，桑椹子 9 克，凤凰衣 9 克，玉蝴蝶 3 克，麦冬 9 克，厚朴花 6 克，银柴胡 12 克，苦参 6 克，贯众 6 克，太子参 15 克，赤小豆 15 克，紫苏梗 6 克，木香 6 克，莪术 6 克，炒枳壳 9 克，仙鹤草 30 克，功劳叶 15 克，玉竹 15 克，生黄芪 9 克，广郁金 9 克。7 剂。

[**二诊**]　2012 年 10 月 18 日。

脉小滑，苔薄。天阴寒则胸闷，剑突下疼痛，经临 1 日，少腹疼痛，大便隔日行。治守前法。

处方：原方加瓜蒌仁9克，月季花6克，益母草9克，制香附9克，香橼皮9克，佛手6克，生地黄9克，熟地黄9克，炒当归9克。14剂。

[三诊]　2012年11月1日。

脉细小弦，舌红苔薄。或有泛恶，大便隔日，纳可，喜饮。治守前法。

处方：茯苓9克，玉米须9克，芦根9克，白茅根9克，淮小麦30克，炒谷芽9克，炒麦芽9克，佛手花6克，南沙参9克，川石斛9克，玫瑰花6克，灯心草3克，月季花3克，麦冬9克，川贝母粉（分吞）3克，鸭跖草12克，大枣9克，太子参9克。14剂。

按　患者起病于产后发热，神疲乏力，月经量少，则气阴不足；气虚湿阻则胸脘时痛，苔腻。方中生黄芪、太子参、炒山药、炒白术补气；川贝母、百部、麦冬、炒白芍药、桑椹子、玉竹、凤凰衣、玉蝴蝶、功劳叶、仙鹤草补虚养阴；赤小豆、茯苓、苦参、白果肉、瓜蒌皮、厚朴花、紫苏梗、广郁金、木香、炒枳壳、莪术理气化湿调血；炒黄连、银柴胡、贯众清热。二诊经临少腹痛，故予补肾疏肝养血、理气通润之品。三诊患者症见泛恶，大便隔日，故除了给予益气养阴之品外，还给予茯苓、玉米须、白茅根、鸭跖草、灯心草等利水泄浊之品；炒谷芽、炒麦芽健脾和胃。

何氏点评　本例患者厥阴心包受邪在先，时已五载，前医治愈，刻皆虚劳之象，治虚不忘实，治本不忘邪，治今不忘前，治心肺不忘脾胃为本例初衷。

（五）更年期综合征案

● 案1　马某，女性，53岁。

[初诊]　2009年11月26日。

主诉：停经1年余，伴腰酸、耳鸣、烘热。

病史：患者1年前停经，之后即出现腰酸，耳鸣，夜尿频，善太息，夜不安寐，入夜双侧指麻，大便艰难，2~3日一行，烘热阵阵，偶有胸闷胀。曾自服"更年安"等药物，症状改善不明显。无高血压、糖尿病等慢性病史。舌淡红，苔薄微腻，脉小。血压135/80 mmHg，心率88次/分，律齐；双肾区无压痛、叩击痛，下肢不肿。血常规、尿常规正常；肝肾功能正常。心电图大致正常。

辨治：肝肾不足，冲任失和之证；治拟滋补肝肾，调和冲任。

处方：二仙汤加减。仙茅6克，淫羊藿6克，山茱萸9克，炒知柏（各）9克，巴戟天9克，杜仲12克，桑寄生12克，生熟地黄（各）9克，砂仁（后下）3克，仙鹤草18克，功劳叶9克，丹参9克，苦参9克，生白果9克，石菖蒲9克，郁金9克，合欢皮9克，炒当归9克，淮小麦30克，枸杞子9克，制何首乌9克，黑豆衣9克，炙黄芪9克，姜黄6克。14剂。

[二诊]　2009年12月24日。

脉小弦滑，苔薄，左腰腿酸痛，背掣枕项刺痛，指麻减，寐欠酣。原方加炒川芎断（各）9克，桂枝3克，炒苍白术（各）9克，羌独活（各）9克，防风己（各）9克，合欢皮增至18克。14剂。

[三诊]　2010年1月21日。

脉小弦滑，苔薄，头昏见于体位变更，欲太息，腰酸痛，或有指麻，寐欠酣。

处方：2009年12月24日方加伸筋草9克，虎杖9克。14剂。

[四诊]　2010年3月4日。苔薄腻，脉细滑，腰酸痛，口唇黏滞不爽。

处方：炒柴胡9克，炒当归9克，炒苍白术（各）9克，生薏苡仁30克，杜仲12克，桑寄生12克，牛膝9克，补骨脂9克，仙茅9克，淫羊藿9克，金狗脊9克，生熟地黄（各）9克，砂仁（后下）3克，巴戟天15克，山茱萸15克，益智仁9克，锁阳9克。14剂。

[随访]　患者一直门诊中药汤剂治疗，症状虽然时有反复，但总体趋于好转稳定。

按　患者停经一年多，主诉繁多，当属中医"脏躁"范畴。对于脏躁治疗，何氏临证多从以下几个方面入手：① 调和冲任。女子以血为本，"冲为血海"。仙茅、淫羊藿多为不二之选，其剂量在6～9克，不宜过大。② 滋补肾精。天癸是促进人体生殖功能发生、发展的重要物质基础。女子月经的发生与停经、与天癸密切相关，而肾气的盛衰与天癸盛衰相关，因此，滋肾是何氏治疗脏躁的重要方法，常选用山茱萸、巴戟天、补骨脂、熟地黄、益智仁、锁阳等补益肾精，填精益髓。③ 疏肝理气。古人云："女子以肝为本"，肝主疏泄，调畅情志。肝气失和，疏泄失常，则易出现情志变化，悲伤欲哭，甚至不能自主。"气有余便是火"，肝郁化火，则心烦易怒。因肝藏血，体阴而用阳，何氏多用柴胡、当归药对，疏肝气，养肝血；制香附、益母草药对，理气调经。八月札、佛山、月季花、玫瑰花等畅达肝气。④ 安神定志。脏躁患者多心绪不宁，多思善虑，此为神不守舍之象。心藏神，为五脏六腑之大主。安神之法，何氏常用柏子仁、酸枣仁养血以安神；合欢皮、合欢花解郁安神；茯神、远志、北秫米化痰安神等。何氏称以上中药在安神法中属治标之药。神安则志定，患者烦躁之情绪则可平定。方中熟地黄、砂仁亦是何氏常用的药对，在膏方中的应用则更为广泛。

● **案 2**　黄某，女性，55 岁。

[**初诊**]　2014 年 3 月 20 日。

主诉：反复胸闷心悸 3 年。

病史：患者 3 年前胸闷心悸至外院就诊，曾查 Holter 3 次，均为窦性心动过缓，室性早搏少于 100 次，冠脉 CT 正常，平素时时胸闷，负重则心悸，指节或痛，寐安，纳可，二便调，绝经 4 年。即刻听诊心率 56 次／分，律齐，各瓣膜区未及杂音；血压 130/85 mmHg，苔薄，舌边齿痕，脉细小滑。

辨治：心悸病，心血瘀阻，脾肾阴虚；治拟活血养心，补益脾肾。

处方：淮小麦 30 克，柏子仁 12 克，灵芝草 9 克，景天三七 15 克，葛根 9 克，片姜黄 6 克，桂枝 3 克，炒白芍药 9 克，炒白术 9 克，炙黄芪 15 克，炒当归 15 克，生地黄 12 克，熟地黄 12 克，砂仁（后下）3 克，瓜蒌皮 9 克，炒柴胡 6 克，丹参 9 克，炒党参 9 克，仙鹤草 9 克，功劳叶 9 克，炒川芎 9 克，续断 9 克，细辛 3 克，吴茱萸 6 克，紫苏梗 9 克。7 剂。

[**二诊**]　2014 年 3 月 27 日。

脉小，苔薄。药后胸痞改善，面目肿胀感已消。治守前法。

处方：原方加麦冬 9 克，炙甘草 3 克，炒枳壳 9 克。14 剂。

[**三诊**]　2014 年 4 月 10 日。

脉细小弦滑，苔薄。药后诉诸症皆减，心悸胸闷未作，潮热，汗出。治守前法。

处方：原方加虎杖 9 克，麦冬 18 克，炙甘草 3 克，炒枳壳 9 克，仙茅 9 克，淫羊藿 9 克，五味子 6 克。14 剂。

按　患者年逾五旬，素体脾肾阴虚，病久致心气亏虚，则瘀血内阻，故心悸、胸闷、指节痛、脉细小滑。故予活血养心，补益脾肾之剂。方中景天三七、片姜黄、炒当归、炒川芎、丹参、淮小麦、柏子仁、灵芝草、功劳叶活血养心；炒白术、炙黄芪、炒党参、葛根、砂仁、生地黄、熟地黄、续断、仙鹤草补益脾肾；瓜蒌皮、炒柴胡、炒白芍药、紫苏梗疏肝理气，细辛、吴茱萸温通经脉。二诊患者胸痞改善，故加麦冬、炙甘草、炒枳壳理气养阴。三诊患者诉潮热，故加仙茅、淫羊藿、五味子补肾养阴。全方配伍特点是温阳与滋阴泻火药同用，以适应阴阳俱虚于下，而又有虚火上炎的复杂症候，临床用于治疗更年期综合征。何氏喜用此方治疗更年期伴见高血压、心悸、多汗的治疗，疗效显著。

何氏点评　年届更年女性经汛绝，阴阳失泊，故能理解方意，取调治阴阳。对于窦性心动过缓，多数医家喜用麻黄附子细辛，何氏亦属此，唯本例仅采细辛一味是以回避麻附温燥徒增患者虚热之苦，此亦治心不唯心之意。